D1730341

Dieses Buch ist meinen tapferen
und treuern Schülerinnen gewidmet.

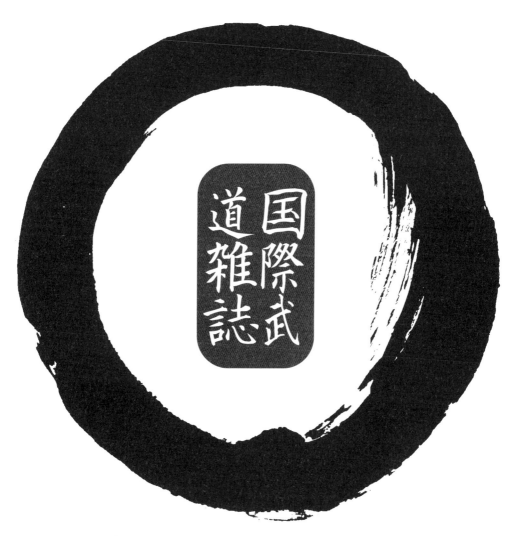

国際武道雑誌

Graphik:: SERGRAPH, S.L.
ISBN: 978-38-68361-75-9
Depot - Nr.: M-43754-2010

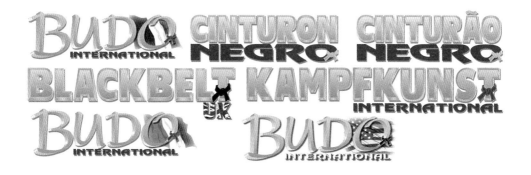

Selbstverteidigung für Frauen
Die 50 besten Techniken

Santiago Sanchís

Buchinhalt

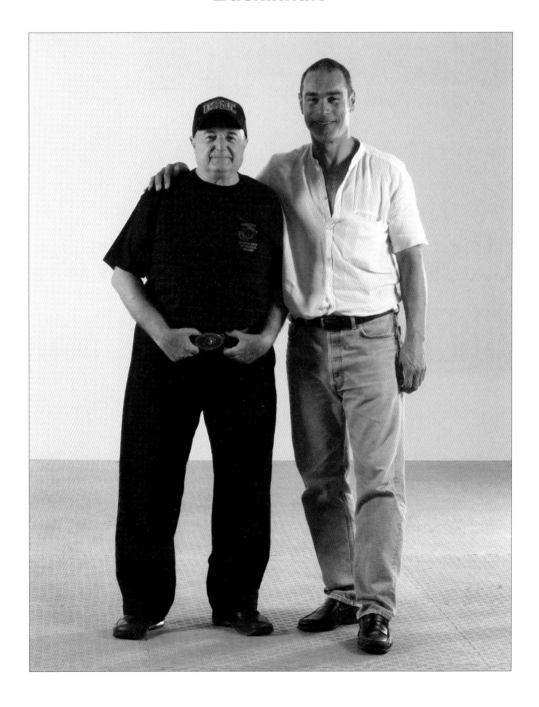

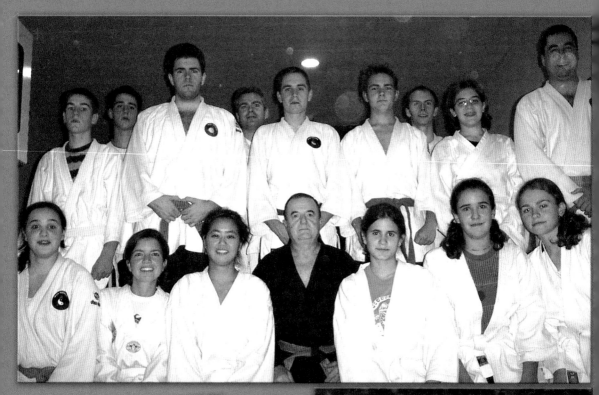

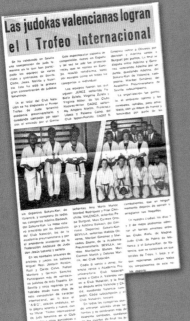

Las judokas valencianas logran el I Trofeo Internacional

COLCHONES CARRION «FLEX»

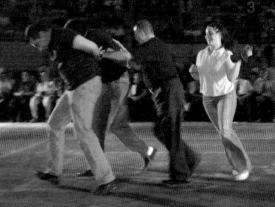

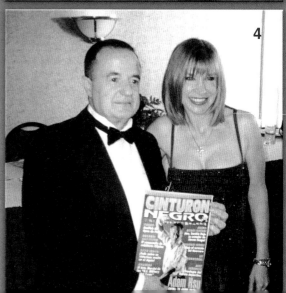

CINTURON NEGRO

1. Schülerinnen und Schüler des J.K.K.D.
2. Die ersten Judoka-Champions von Soke Sanchís.
3. Bea Ausstellung..
4. Cynthia Rothrock und Soke Sanchís in der Hall of Fame in New York.
5. Schülerinnen des J.K.K.D.
6. Champion des J.J.D.C.
7. Arian und G.M. Panquingfu.
8. Budo Sec. New York.
9. Barbara Pierretti.

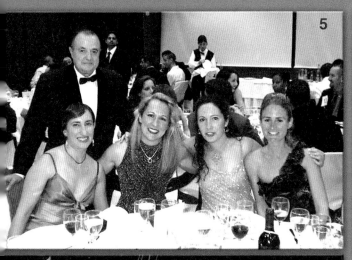

5

Ju Jitsu Do

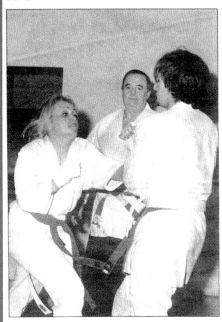

Combates mixtos. El pasado sábado se celebró en el Deportivo Torrefiel el Autonómico de Ju Jitsu Do, con combates mixtos por primera vez. En ligeros **venció** Soledad Coll; Carlos Muñoz, en medios; en semipesados, Javier Taberner; y Guillermo Retzlaff, en pesados.

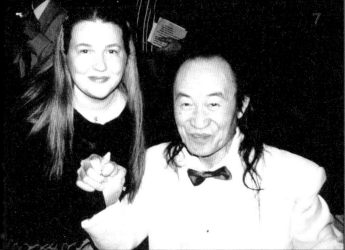

7

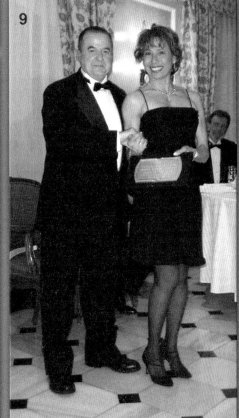

9

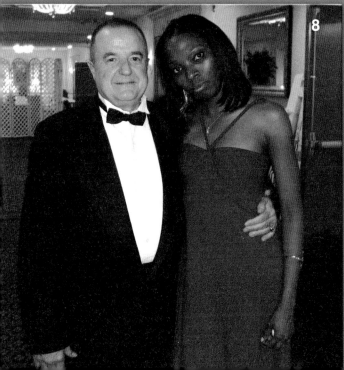

8

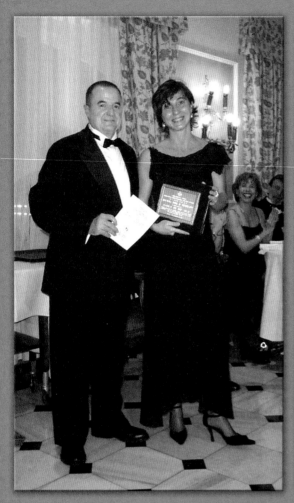

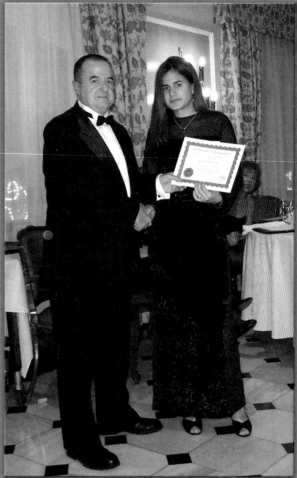

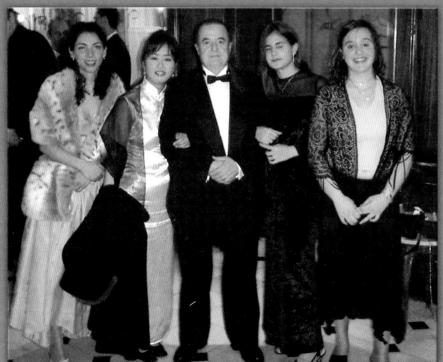

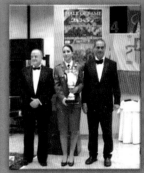

1. Lilla Distefano.
2. Pilar Bernant mit Soke Sanchís.
3. Frauen des J.K.K.D.
4. Noor Reundes mit Soke Sanchís und Alfredo Tucci in der Hall of Fame.

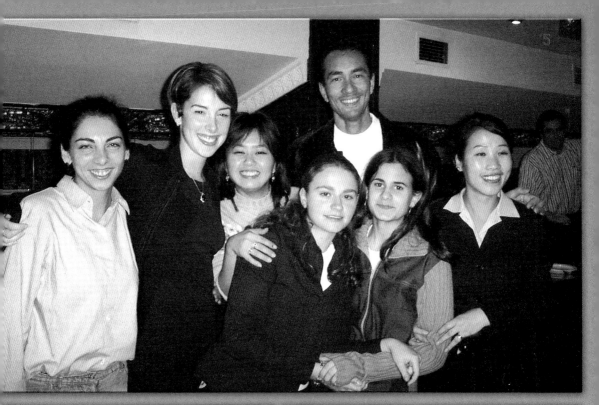

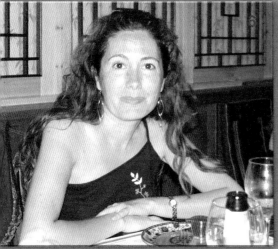

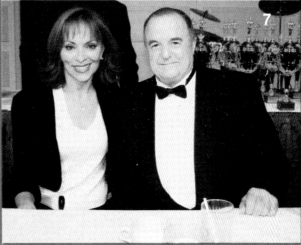

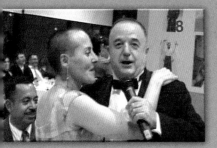

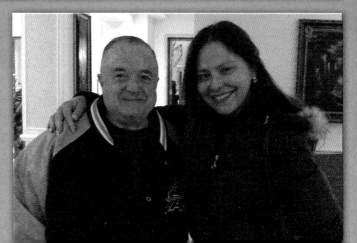

5. Frauen des J.K.K.D.
6. Mariola.
7. Sheppard und Soke Sanchís.
8. Teniente O'Neal.
9. Ornella Muti und Soke Sanchís.

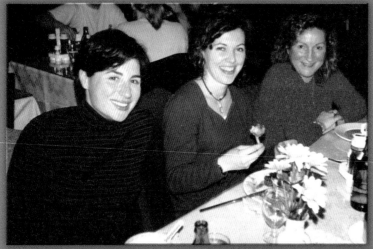

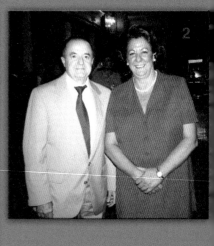

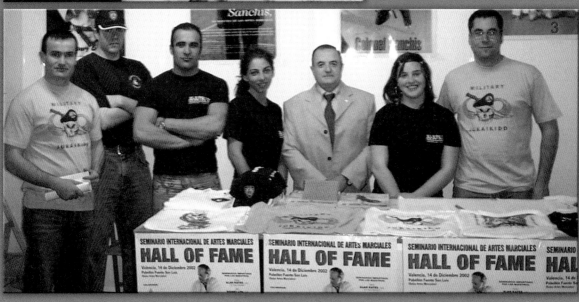

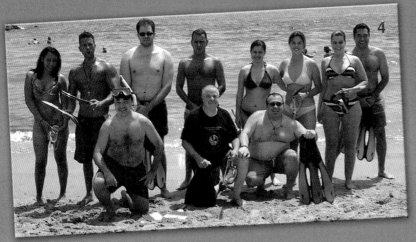

1. Merund, Eva und Juani.
2. Soke und Rita, Campeona Judo Verbal.
3. Mónica und Bea.
4. Snokel in Cullera.
6. Kaori Takahashi.
7. Marund, Juani und Joline.
8. Soke Sanchís in Marokko
9. Militär und J.K.K.D.

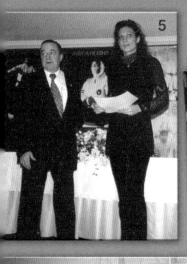

5

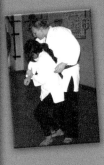

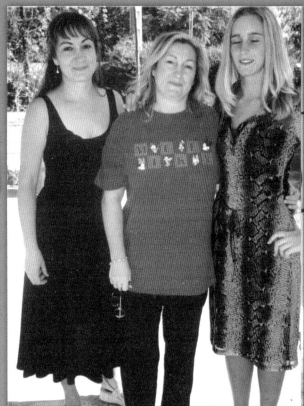

8

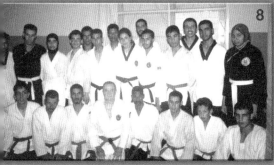

9

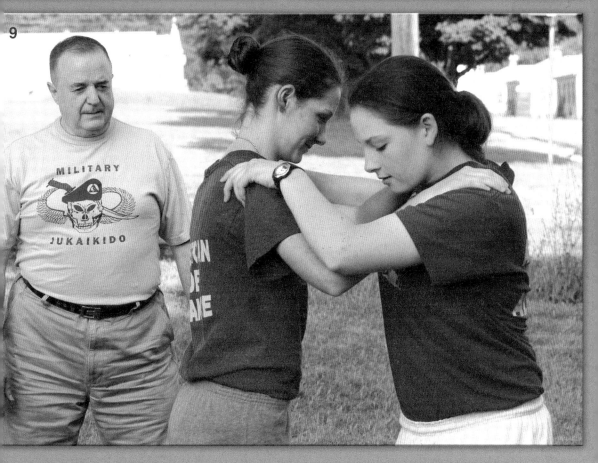

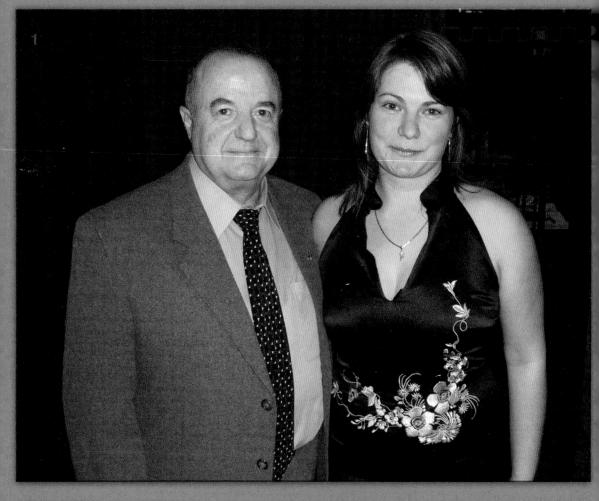

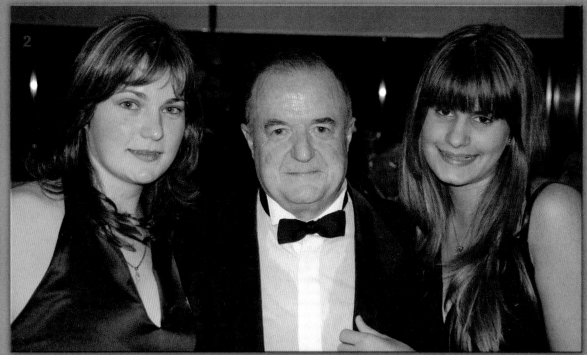

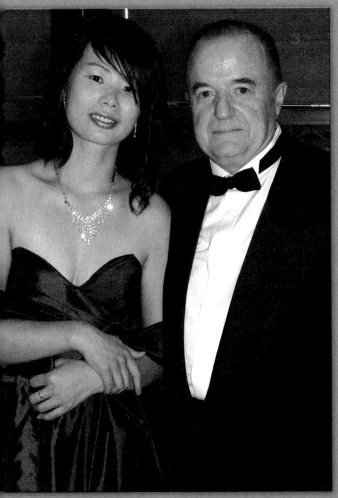

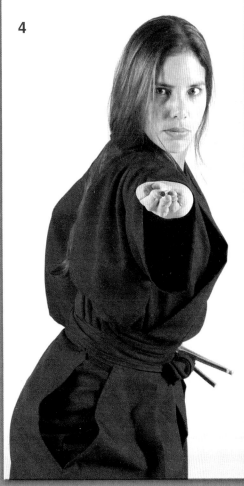

4

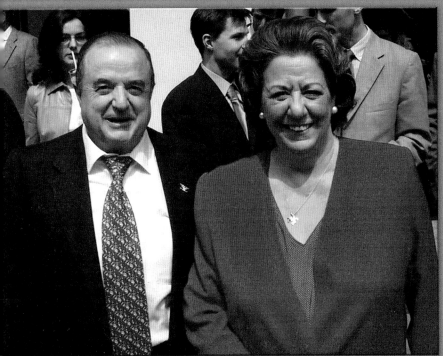

1. Eva Muñoz mit Soke Sanchís.
2. Eva, Soke Sanchís und Pilar.
3. Hui Fen und Soke Sanchís.
4. Juliana Galende.
5. Soke und Rita, ein Judo Champion.

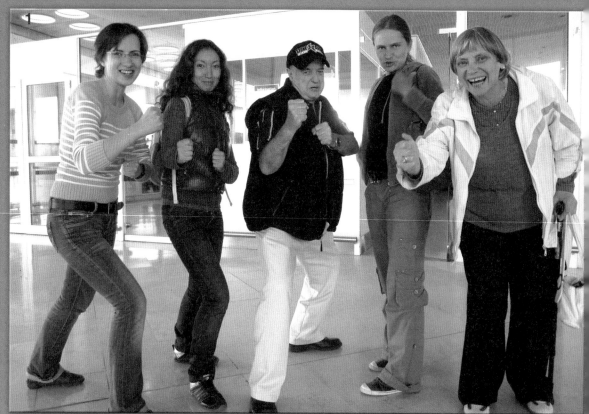

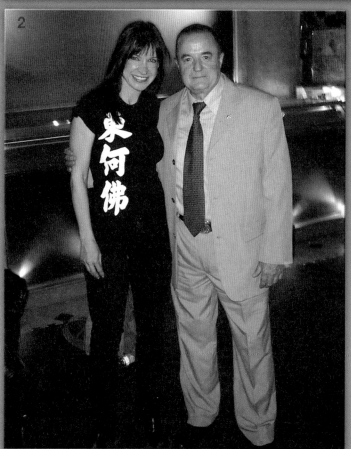

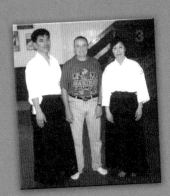

1. Russian Connection.
2. Cynthia Rothrock und Soke Sanchís.
3. G.M. Fujitani und Soke Sanchís.
4. Almudena Muñoz, Weltmeisterin im Judo.
5. Elvira, Haunden und Pilar.
6. Das Abendessen des J.K.K.D.
7. J.K.K.D. greift an.
8. J.K.K.D. Aerobic.

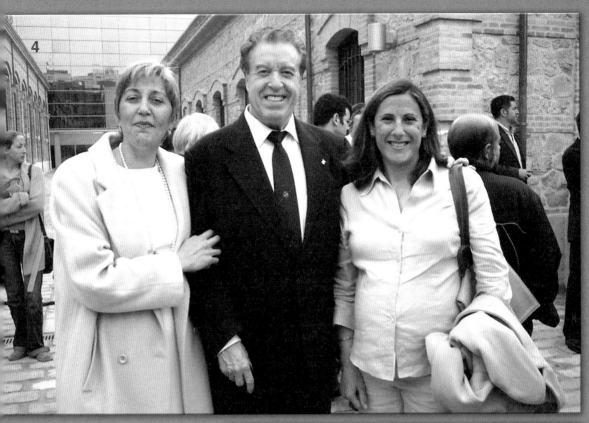

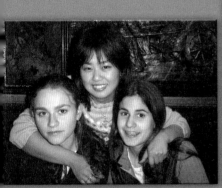

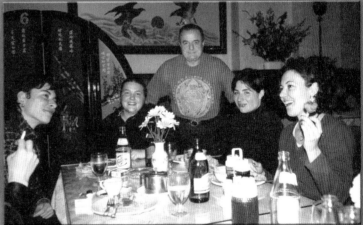

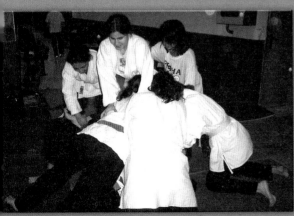

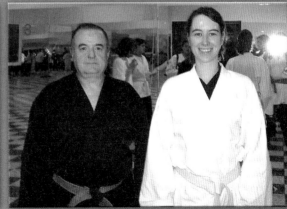

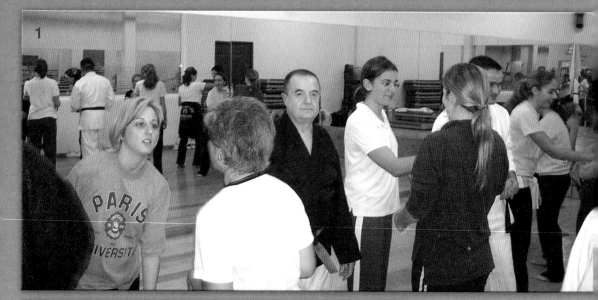

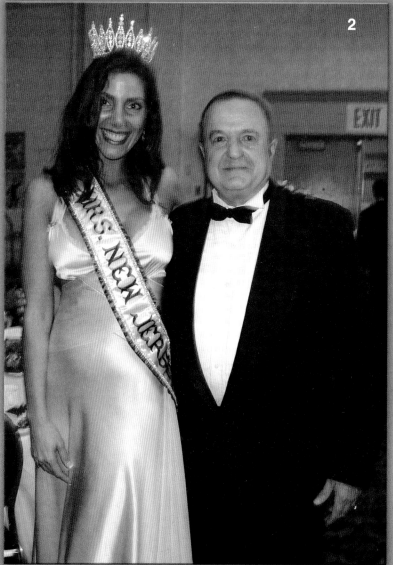

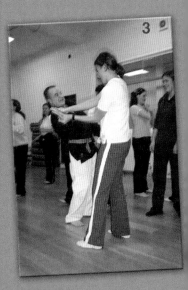

1. J.K.K.D. Kurs
2. Hof New York Queen
3. Kote und Soke Sanchís.
4. Stufe.
5. Arian.
6. Soke Sanchís
mit Cynthia Rothrock
7. Kampf.
8. Marund, Soke Sanchís
und Pilar.

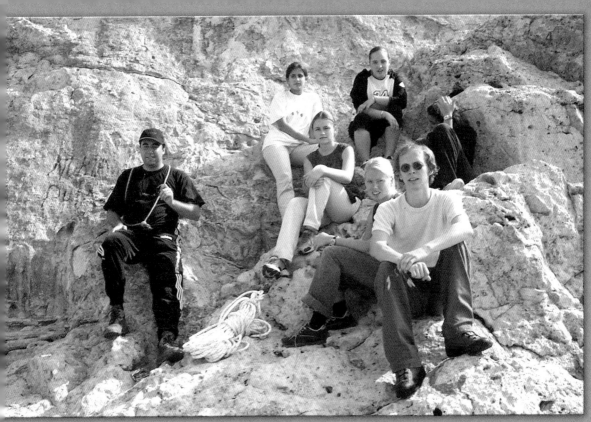

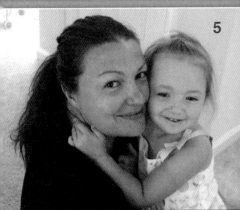

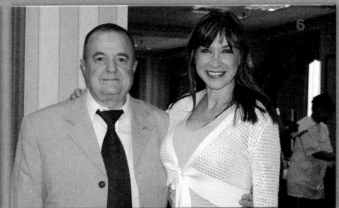

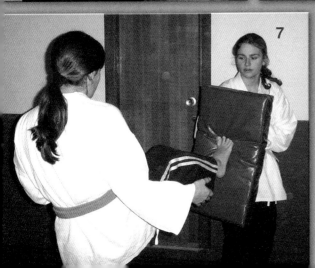

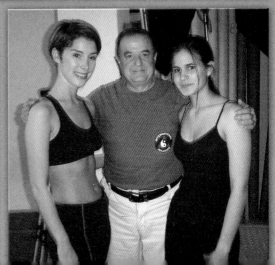

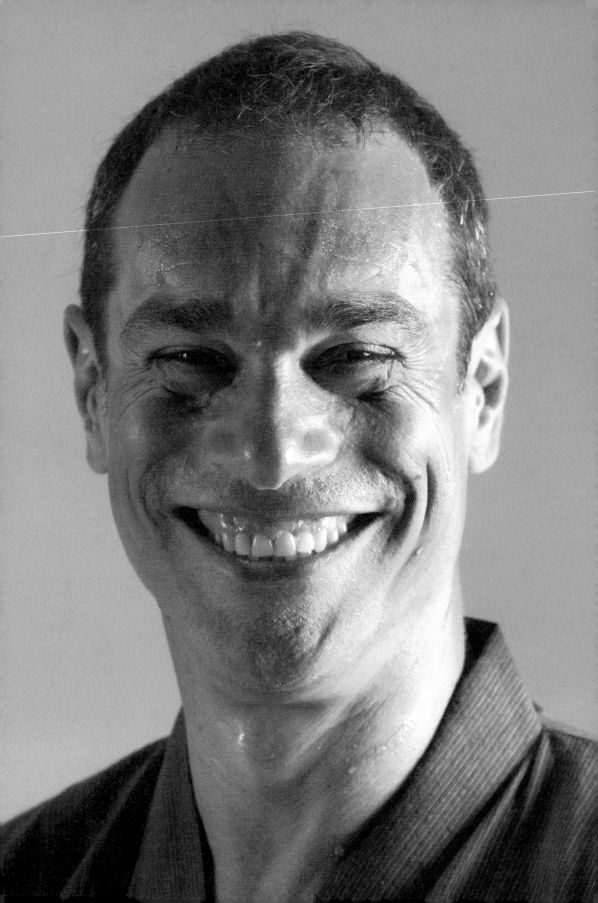

VORWORT DES HERAUSGEBERS

Großmeister Santiago Sanchís hat eine lange Karriere als Experte in Selbstverteidigungstechniken für Polizei und Militär hinter sich. Ende der 50er Jahre war er der erste Ausbilder, der Module der Selbstverteidigung für jede Frau schuf, die auf Einfachheit und innerhalb der eigenen Grenzen derer blieb, die keine Kampfkünste kannten. Nach vielen Jahren Erfahrung sind jene Programme gereift und werden heute in einem neuen Buch als Gruppe von Techniken präsentiert, deren Motto Einfachheit und Wirksamkeit sind. Diese beiden Schlüssel waren zweifellos die Schlüssel zum Erfolg früherer Bücher dieses einzigartigen Meisters, denn dort wurde stets Kompliziertes in für jeden verständliche Formeln gebracht.

In dieser Arbeit, die wir hier präsentieren, werden Antworten auf eine Reihe von Standardsituationen gegeben, vom Handtaschenraub bis hin zum Versuch einer Vergewaltigung, angefangen von einer weniger gefährlichen Situation, wie einem einfachen Griff. Diese Techniken zu verinnerlichen ist selbst für die, die sich in den Kampfkünsten nicht auskennen, eine leichte Aufgabe. Die Idee liegt darin, jeder Frau eine Reihe von Grundantworten mit zu geben, eine leicht verständliche Aktionsformel, die typische Umstände und Grenzen des weiblichen Geschlechts mit einbezieht.

Wie immer in seinen Büchern, steuert Meister Sanchís auch sein persönliches Päckchen an Ratschlägen bei, die auf seine lange Erfahrung und seine zahllosen Reisen um die Welt fußen.

Eine neue Arbeit, die auf 100% Praxis orientiert ist für solche, die gar nichts wissen... und ein wichtiger Führer, für die, die Kampfkünste studiert haben, ein Beispiel aus Synthese, Praxis und Synkretismus.

Alfredo Tucci

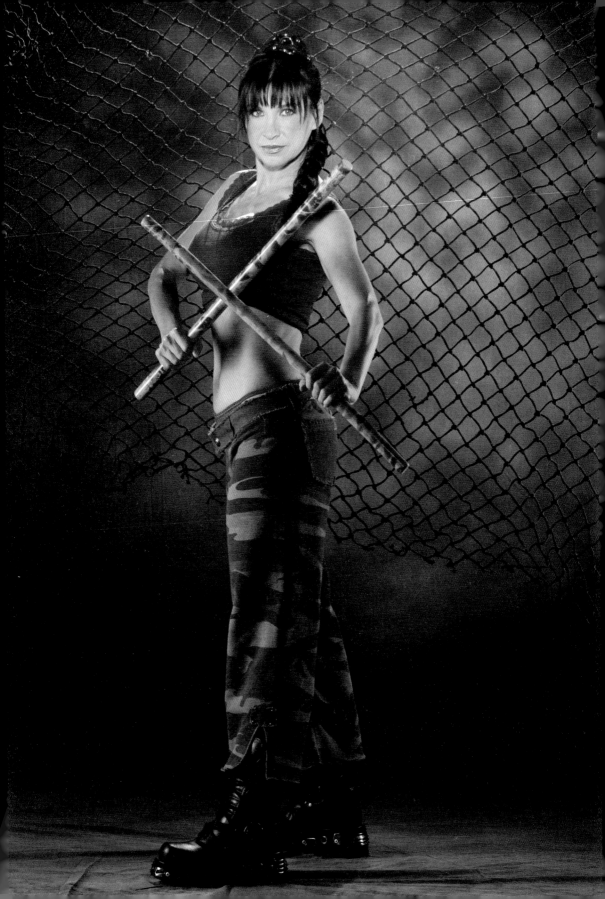

VORWORT

Ich denke wirklich, dass Frauen lernen sollten, sich selbst zu verteidigen.

Großmeister Santiago Sanchís hat ein ausgezeichnetes Buch über die weibliche Selbstverteidigung geschrieben, das alle Frauen und Lehrer haben sollten.

Cynthia Rothrock

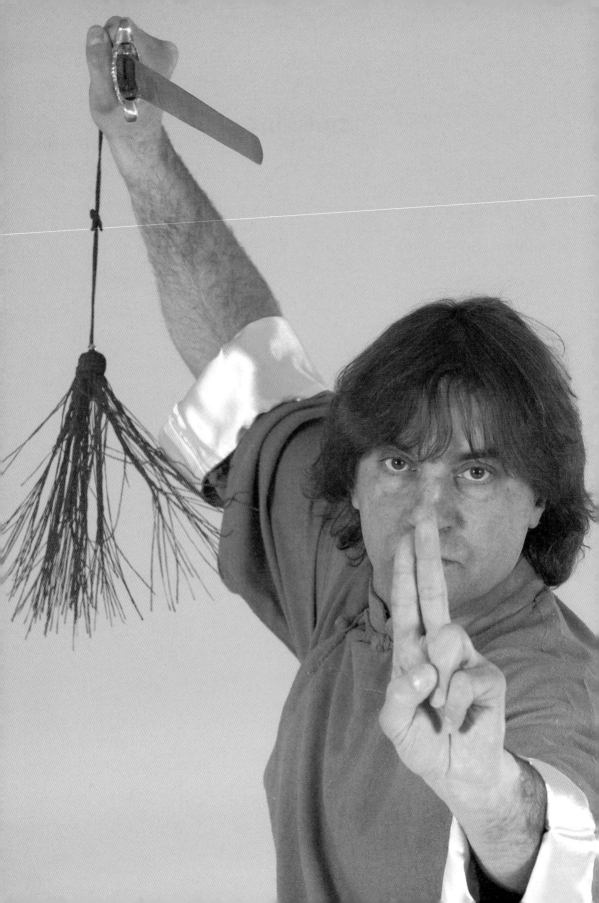

VORWORT

Es ist eine Ehre für mich, an diesem Buch mitzuwirken – wenn auch nur mit wenigen Zeilen – das Buch eines Menschen, den ich als Kampfkünstler schätzen gelernt habe, der sein wahres Gesicht der Freundschaft gezeigt hat und zu einem Beispiel für uns alle wurde: Soke General Santiago Sanchís.

Wir haben Momente harter Arbeit, Training und Freude in vielen Teilen der Welt zusammen erlebt; wir kennen uns seit langem und in all dieser Zeit sind mein Respekt und meine Zuneigung zu diesem besonderen Mann stetig gewachsen.

Durch seine Ehrlichkeit, Großzügigkeit, Menschlichkeit und zugleich sein Wissen, seine Weisheit und seine lange Erfahrung in den Kampfkünsten hat er den Respekt und die Liebe der Menschen aller Welt erobert.

Soke Sanchís ist ein Beispiel für alle Kampfkünstler dafür, wie ein wahrer Meister sein sollte, der sich in Körper und Geist dem Weg der Kampfkünste widmet.

In meiner über 40-jährigen Erfahrung in Studium und Praxis in den östlichen Disziplinen bin ich viel gereist und habe viele Meister kennen gelernt, aber ich kann Euch versichern, dass es schwer ist, Leute wie ihn zu treffen, die den Geist des antiken Kriegers zusammen mit der Weisheit eines heutigen Meisters verkörpern, in einem Rahmen der Bescheidenheit.

Dieses Werk über weibliche Selbstverteidigung ist sehr interessant und Zeugnis seines enormen Wissens und ein Schatz für alle, die ihren Horizont um den Weg der Kampfkünste erweitern wollen

*"Die Kampfkunst ist ein Licht,
das den Weg des Lebens beleuchtet"*

Sifu Paolo Cangelosi

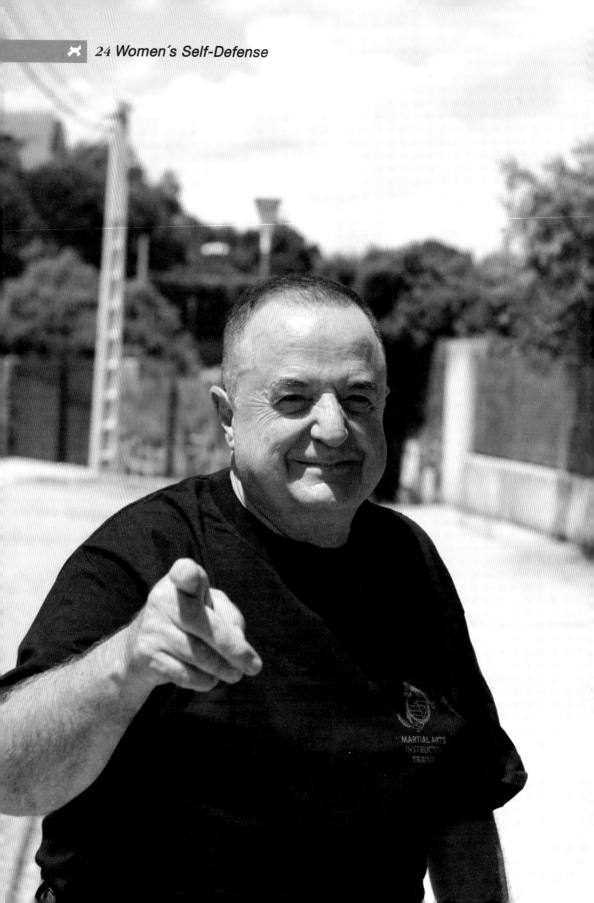

EINLEITUNG

Dieses Buch ist den Frauen gewidmet, die täglichen Angriffen gegen ihre Person ausgesetzt sind und darunter leiden.

Sowohl die, die Kampfkünste oder Sport praktizieren, als auch die, die davon gar nichts verstehen, werden eine Technik finden, eine Idee, irgendetwas, das ihnen nützt und dies ist das Ziel.

Ich möchte erklären, dass die Schülerinnen, welche die hier ausgestellten Techniken gelernt haben, nur zwischen einem und fünf Monaten Training absolviert haben und diese Bewegungen in kürzester Zeit gelernt und entwickelt haben, manche gar in wenigen Tagen.

Mein aufrichtigster Glückwunsch an María Ángeles, Thais und María Cruz für ihren Mut, ihre Treue und den guten Charakter, der dieses Projekt für die ermöglicht hat, die dies lesen.

Viele Frauen fangen an zu trainieren, aus Neugierde, Notwendigkeit oder weil eine Freundin, ein Freund sie überzeugen, in diese neue Welt einzutauchen, die ihnen Sicherheit, Macht, Beweglichkeit und Selbstvertrauen geben kann und zudem die Chance, bei einigen Stilen auch andere Aktivitäten lernen und trainieren zu können, wie Bergsteigen, Tauchen, Überleben und andere Sportarten, die man bei diesem Kampfkunststil Jukaikido lernt.

Für weitere Information über uns oder für die Empfehlung eines Platzes unseres Vertrauens, könnt Ihr uns eine Email schreiben unter: *JKKDFEMENINO@gmail.com*

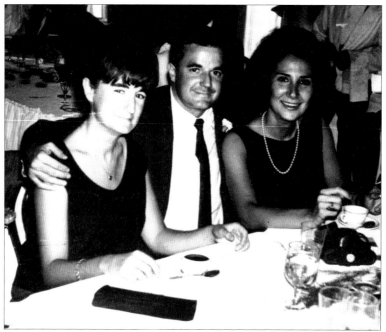

Die ersten Judokas, Maridela und Pilar.

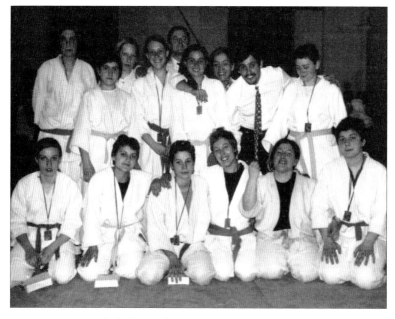

Adelina, Amparo, Isabel Pepa
sind internationale Judomeisterinnen.

Die 50 besten Techniken für Frauen

Die 50 besten Techniken der weiblichen Selbstverteidigung

Man muss kein Mann sein oder maskulin werden, um Kampfkünste zu können und sein Leben im Alltag dieser aggressiven und wechselnden Gesellschaft zu verteidigen.

Die Frauen, böse gesagt "das schwache Geschlecht", haben das Recht und die Pflicht zu praktizieren und sich wie jedes andere Wesen verteidigen zu können.

Heute, in dieser komplexen Gesellschaft, in der wir leben und sterben, wo so viele sichtbare und versteckte Gefahren lauern, sollte die Frau von früh an beginnen, auf dem Gebiet der physischen und psychischen Selbstverteidigung zu trainieren, um zu überleben.

Obwohl ich stets sage, dass der beste Weg über ein Dojo, Club, Studio, Tatami (Trainingsplätze) ist, wo man jede Kampfkunst oder Kampfsystem (je nachdem) trainieren kann, mag dieses Buch auf dem Weg zu diesem Ziel als Führer oder Anreiz helfen, die neue Reise voller Überraschungen und Zufriedenheit zu beginnen.

Im Laufe meines Leben habe ich von den weltweit 30.000 Schülern, die meinem Unterricht folgen, über 6.000 Frauen in über 2.000 Kursen und Tausenden von Studios und Ländern Kampfkünste und Selbstverteidigung gelehrt.

Wie vorher gesagt, fangen sie aus Neugierde oder aus Notwendigkeit an, andere wegen ihres Charakters, aber die Absicht ist fast immer gleich: Sicherheit, Disziplin, Kontrolle der Aggressivität, Einschätzung der Situation, Ruhe und sich in Form fühlen, die vorhandenen, neuen Beziehungen zu verbessern, gesunde Freundschaften oder sogar Beziehungen und Hochzeiten.

Einen speziellen Gruß an diese alten Freundinnen, die in verschiedenen Kampfkünsten zum schwarzen Gürtel gelangten und die weiter arbeiten. Sie kennen besser als andere den Vorteil, den sie erlangen und erlangt haben (wenn sie auf der richtigen Seite stehen, natürlich!).

Bestimmtheit

Wo soll ich anfangen? Einfach bei der Bestimmtheit, Frauen können sich Ziele stecken, Diäten, Projekte, Arbeit, Karriere, Liebschaften etc. und sie triumphieren immer, weil sie beharrlich sind, dies ist in ihren Genen, es ist wundervoll! Wie ein Hammer, der nie aufhört zu hämmern, Bestimmtheit und Beharrlichkeit, das ist die Frau! Nun, für solche Dinge muss man so sein und mit dieser Kraft lernen und Widerstand gegen die Angriffe leisten.

Mit diesem Geist versucht man Dinge, die unerreichbar oder verboten schienen… Ich weiß es, denn ich war der erste, der in den siebziger Jahren mehrere Frauen in Valencia Judo unterrichtete, mit großem Aufruhr bei den Machos, die das Unternehmen kritisierten, was 1964 Grund für einen Zeitungsartikel im "Levante" war, geschrieben über diese Lehre und den Fortschritt der Frau in bislang verbotenen Angelegenheiten von der berühmten Journalistin María Ángeles Arazo.

Heute kann nichts die Frau aufhalten oder lähmen und dafür haben wir mit BESTIMMTHEIT gekämpft.

Diese Bestimmtheit ist wichtig für die Praxis und Ausführung der hier gezeigten Techniken und für die Weiterführung in der Lehre dieser Selbstverteidigungsmethode.

Wie gesagt, ein hoher Prozentteil beginnt mit VERTEIDIGUNG und später ändert sich das langsam hin zu einem unterschiedlichen Interesse, mehr zu wissen, andere Wege zu sehen, Vertrauen in die Lösung eines Problems zu haben, sich in die Mystik der Kampfkünste zu versenken, Wettkampf, Kurse, Lehre und das Ambiente der Kameradschaft, Sport, Gesundheit und unendlich viele Gründe.

Die Techniken

Jede Technik muss wiederholt und geübt werden, bis sie zu einem Reflex wird, um im richtigen Moment ohne nachzudenken ganz natürlich zu kommen… Wenn man nachdenkt, kommt man zu spät.

Eine Technik darf nicht unveränderbar sein, sie muss sich an die Person anpassen, die sie ausführt, denn während der Verteidigung denkt man nicht an die Tradition der Bewegung, sondern an ihre Wirksamkeit… Und hier scheitern manche Ausbilder!

Die Techniken können kombiniert werden, verwoben sein und aufeinander folgen. Alles hängt vom Training und dem Niveau des Übenden ab... Und mit jedem Tag lernt man mehr und mehr!

Die Regeln

Jedes System, Spiel oder Sport hat seine Regeln, die Dinge, die man machen darf, die man vermeiden sollen, was nicht funktioniert, was sich lohnt, was man nie tun darf und so weiter.

Das Training, der Fortschritt, das WIE, WO und WARUM, diese Dinge definieren schlechtes oder gutes Training. Das Aufwärmen der Muskeln und Sehnen vor der Praxis, um eigene oder fremde Verletzungen zu vermeiden.

Wiederholung

Die Technik üben und wiederholen, bis man sie beherrscht oder glaubt, sie zu beherrschen... Wenn Du es glaubst, ist es auch so! Das nennt man Selbstvertrauen.

Kenntnis

Die Technik kennen, sie auseinander nehmen, begreifen, das Warum, Wofür und Wie kennen.

Der Moment

Zu wissen, wann und wie und in welchem Moment man sie ausführen soll und vor allem, welche davon.

Bestimmtheit

Wieder die Bestimmtheit, ohne Angst und Unsicherheit, mit dem Geist, es zu Ende zu bringen, dies ist unser Ausgang.

Was versagt?

Unsere Grenzen und Schwächen zu erkennen, um sie zu überwinden oder sich an das anzupassen, was wir besitzen und diese Vorteile ausbauen.

Anpassung

Wenn wir unsere Grenzen erkennen, passen wir die Technik an uns an, anstatt die Technik als solche anzupassen. Sie an unsere Möglichkeiten anpassen, um das Scheitern zu verhindern.

Stets muss man all seinen Mut und seine Kraft in die Ausführung der Technik legen, entschieden und furchtlos, immer nur an den Triumph denken und der Gefahr durch einen Angriff entfliehen. Wir sprechen immer von Verteidigung, niemals vom Angriff, dies ist eine andere Methode, mit einer Philosophie und einem Training, das weit entfernt ist von dem, was wir heute zeigen. Angriff ist etwas, das ich nur Militärs und Spezialkräften zeige und das in diesem Buch nicht vorkommt.

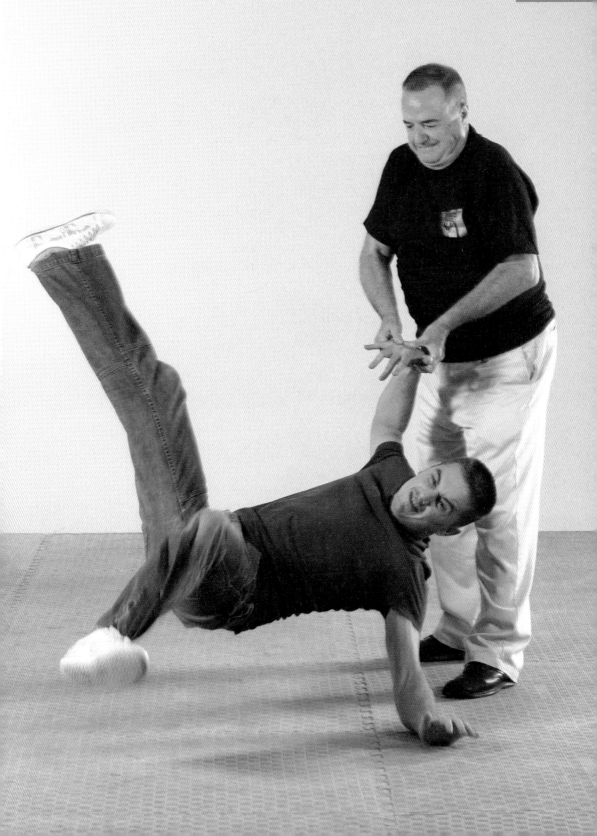

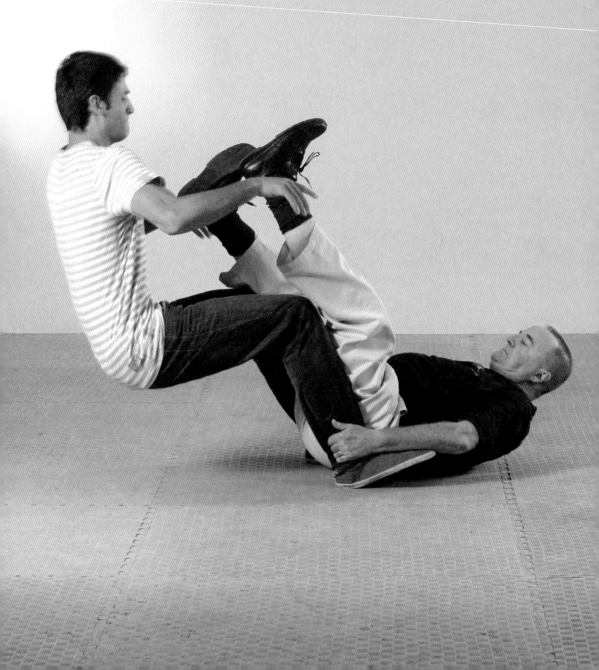

Sicherheitsratschläge

Einige dieser Ratschläge wurden bereits in meinem letzten Buch: "15 Tricks, um Dein Leben zu retten" angesprochen.

Für Fahrerinnen: Bevor ihr ins Auto steigt, blickt stets, ob eine Tür offen ist oder mit Gewalt geöffnet wurde, ob jemand auf dem Rücksitz oder hinter dem Auto hockt.

Wenn jemand beim Einsteigen ins Auto angreift, hupen, ihn treten, mit dem Schlüssel angreifen, mit der Einkaufstüte oder der Tasche, mit einer Flasche…

Wenn er noch nicht drinnen ist, alles absperren, das Auto starten, ihn wenn es nötig ist überfahren und fliehen. Die Polizei holen.

Immer in der Nähe des Ladens oder wo auch immer parken, nie zwischen Lieferwägen oder neben einem LKW. Sie sehen uns leicht; viele Frauen werden im Schatten eines großen Fahrzeugs oder beim öffnen dieser Lieferwägen angegriffen. Wie viele bekannte Verbrecher haben mit dieser Methode entführt, wie viele Frauen wurden entführt, weil sie einem Fremden vertrauten!

Wenn Ihr Euch Eurem Auto nähert und jemand in einem anderen Auto sitzt, genau da, wo ihr einsteigen wollt und er sieht seltsam aus, müsst Ihr um Hilfe bitten, um nicht angegriffen zu werden..

Beim Fahren müsst Ihr darauf achten (ohne Euch verrückt zu machen), ob Euch jemand folgt, und wenn jemand, den Ihr an der Tankstelle oder auf dem Parkplatz gesehen habt, hinter Euch ist, Euch bereits belästigt hat oder es versucht hat, fahrt zur Polizei oder haltet an, wenn Ihr sie trefft, macht komische Gesten, lasst das Licht blinken und drückt die Hupe, sie folgen Euch und Ihr könnt erklären, was passiert, ohne Angst, denn besser Ihr irrt Euch, als es später zu bereuen.

Lasst das Auto nie eingeschaltet, sie klauen es Euch; lasst auch keine Gegenstände herumliegen, welche die Gier von jemandem wecken könnten, der das Fenster kaputt macht, um sie zu klauen.

Wenn Du von jemandem, den Du eben erst kennen gelernt hast, in seine Wohnung oder ein Haus eingeladen wirst, beobachte, ob er die Tür absperrt, wie er es tut, wo er den Schlüssel hinlegt, ob er den Verschluss zumacht, wie Du entkommst, wenn die Sache schlimm wird, was Du benutzen kannst, denn wenn nichts passiert, hast Du nichts verloren.

Halte immer einen Sicherheitsabstand zu Unbekannten und solchen, die sich Dir aus irgendeinem Grund nähern, vor allem wenn es drei Uhr morgens ist, fragt keiner nach der Uhrzeit oder nach Feuer.

Vorsicht! Nimm nicht die Treppe, das ist gefährlich… Nimm immer den Aufzug und warte zur Not auf den nächsten, denn in diesem kleinen Raum können schreckliche Dinge passieren.

Geh niemals allein zum Bankautomaten, und wenn Du etwas Seltsames beim Automaten siehst, betritt die Bank und zeige ihn an. Vertraue keinem, der Dir zur Hilfe kommt und sagt, wenn Du diese oder jene Nummer eingibst, kommt die Karte wieder raus oder manchmal zwei. Rufe die Sicherheit, Leute auf der Straße, stoße ihn weg und lauf weg.

Wenn Du in Deinem Haus ein Kind draußen schreien hörst, sieh durch das Guckloch, ruf den Hausmeister, die Nachbarn, aber öffne nicht die Türe, sonst kannst Du von denen böse überrascht werden, die das Kind verlassen oder eine Aufnahme benutzt haben, damit Du raus kommst.

Wenn Wasser unter der Türe hervortritt, das gleiche, jemand kann das gemacht haben, damit Du rauskommst. Vorsicht vor falschen Gas- und Strombeauftragten etc., wer nach Informationen über die Nachbarin fragt, wer ein Päckchen für die Nachbarin hinterlegen will, die nicht da ist, denk daran, dass sie Dir vorher Bescheid gegeben haben muss…. Es gibt unzählige Dinge, an die wir denken müssen, denn heute erfinden die professionellen Verbrecherbanden neue Dinge, um Dich anzugreifen.

Stresse dich nicht, aber Wachsamkeit ist immer gut.

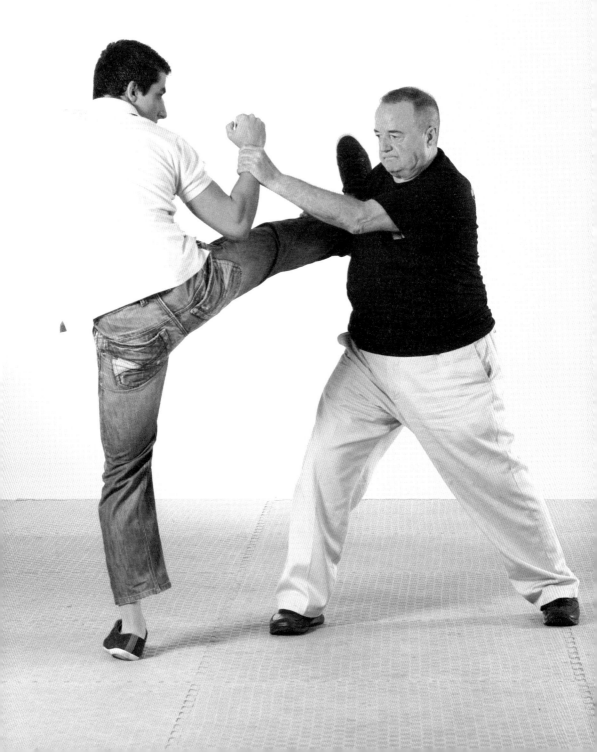

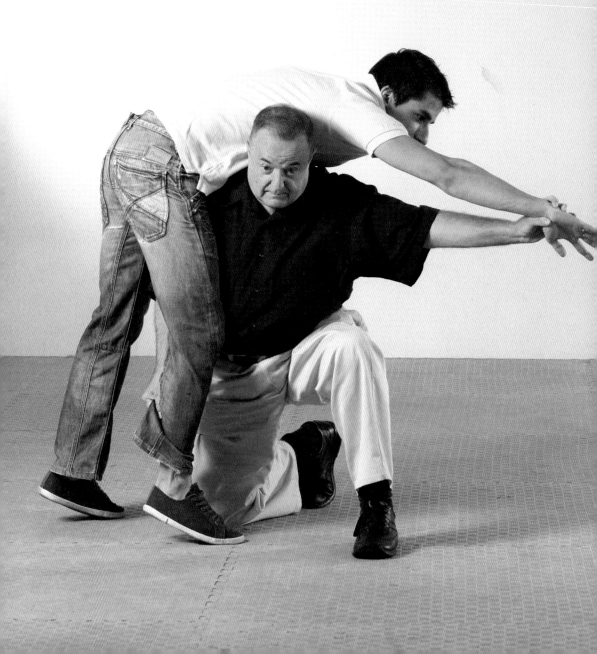

Der Missbrauch

Ein typisches Problem für die Frau ist die häusliche Gewalt, denn nicht alle Attacken kommen von außerhalb sondern können in der Familie geschehen, wo man die verbale oder physische Gewalt des Partners erleiden muss oder sogar von anderen Familienmitgliedern.

Ich habe grauenvolle Fälle und unglaubliche Unterdrückung kennen gelernt, mit Ausreden jeder Art. Ergebt Euch nie im Missbrauch! Manche Frauen sagen mir: „Was soll ich tun? Wo soll ich hingehen? Er ist nicht so schlecht, wie es scheint, er tut mir nicht sehr weh, es war nur ein paar Mal!" und hundert weitere Ausreden, um den Typen nicht anzuzeigen oder zu verlassen, der sie in die Katastrophe führt.

Heute gibt es alles, man findet alles, aber nur wenige feige Machos (ich kann sie nicht Männer nennen), die nicht nur ihre physische Kraft, sondern auch die wirtschaftliche, soziale und intellektuelle ausnutzen, um die Partnerin zu missbrauchen und total fertig zu machen. Zudem gibt es einige wenige Frauen, die das Gesetz brechen und die Unterstützung der Gesellschaft ausnutzen, um aus vielen Gründen ihren Partner fälschlich anzuzeigen, die sind nicht gemeint.

Neben diesen Anomalien, die alle verteidigen oder angreifen, ist mein Rat für die Frau, die leidet, die wirklich in Angst lebt und die, um zu übeleben oder aus Angst mit demjenigen zusammen bleiben, der sie quält, euch physisch und psychisch zu verteidigen, denn es ist euer Recht und eure Pflicht. Beim ersten Stoß, bei der ersten Aggression, redet, gebt ihnen die Niedrigkeit ihrer Handlung zu verstehen, wie schlecht das ist, was sie tun, denn manchmal schämen sie sich (am Anfang), wenn sie weitermachen oder ihre Tat wiederholen, FLIEßT mit ihrer Bewegung mit und werft sie zu Boden, flieht, zeigt sie an... Gegen den Missbrauch braucht man innere Kraft, um richtig zu agieren und sich zu wehren.

Gegen die Fälle von Kindesmissbrauch muss man sofort reagieren, nachforschen, sicher gehen, nicht das Mindeste erlauben. Es ist schwierig zu beweisen, was passiert, aber gegen den Verdacht nachforschen und versuchen, den Angreifer in flagranti zu erwischen, mit Bestimmtheit und Gewalt handeln (wie die Löwin, die ihre Babys beschützt), dann wird er sich zurückziehen oder fliehen, denn er ist feige.

Ich weiß, dass nicht alle diese Meinung teilen und es nicht allen gefällt, aber die Lebenserfahrung und mein Umgang mit Frauen, die gelitten haben und durch solche und schlimmere Dinge gegangen sind, zeigen, dass das eben Gesagte funktioniert. Natürlich ist Hilfe von Profis das Beste, aber wenn wir uns selbst verteidigen können, haben wir einen Vorteil.

Die Verteidigung ist auch eine mentale Haltung, eine Sieges- und Überlebenssicherheit, die Pflicht sie gegen ein feiges Monster zu nutzen. Sei es, weil er trinkt, Drogen nimmt, wegen seiner Erziehung oder seiner Arbeit oder weil er schon von Geburt an so ist, man erkennt sie, man sieht sie kommen... Ihre Macho-Einstellung, die nicht jeder Mann hat, seine Aggressivität, sein Mangel an Erziehung, Geduld und Mitgefühl, die Art zu handeln und zu leben verraten ihn; die weibliche Intuition handelt, um sich nicht mit der Bestie zu vereinen. Man muss sie ändern oder aus der Gesellschaft verbannen.

In bestimmten Ländern, Religionen und Ideologien sind Frauen schlicht zum Vergnügen, für die Arbeit, zur Beherrschung und Sklaverei da, auch dagegen muss man ankämpfen, sich nicht ergeben und versuchen es aus unserer Gesellschaft völlig auszumerzen.

Es liegt in Euren Händen, in den Händen einer Gesellschaft, die manchmal zögert, drastische Maßnahmen zu erreichen, doch ihr habt stets die Hilfe derer, die denken, dass solche Dinge nicht passieren sollten.

Die Vorbereitung

So wie man einen Feuerlöscher kauft, falls im Auto oder im Haus Feuer ausbricht, muss man auch auf das Schlimmste vorbereitet sein. Feuer wird gelöscht, basta, und wenn es keines gibt, umso besser, phänomenal, aber für alle Fälle waren wir vorbereitet... Bei der Verteidigung ist es genau so, wir können sie anwenden und wenn es nötig ist, nutzen wir sie, wenn nicht, gab sie uns zumindest Sicherheit und körperliche Fitness.

Bei Gefahr einer Vergewaltigung oder einem bereits geschehenen Übergriff (wie beim Feuerlöscher, hoffentlich brauchst Du es nie) müsst ihr sie mit all Eurer Kraft verhindern, die Gefahr und den Angriff abschätzen, wie ich gleich erklären werde. Wenn es schon geschehen ist, müsst ihr in Begleitung einer Freundin oder eines Familienmitglieds zur Hilfe und Unterstützung zur Polizei gehen. Wascht Euch nicht, macht Euch nicht hübsch, so wie ihr seid, müsst Ihr zur Polizei, damit die Euch fotografieren, Haare, DNS, Blut, Gewebe usw. sammeln können... und bereitet Euch auf eine lange Befragung vor. Erinnert Euch an alles, Gesicht, Kleidung, Schuhe, Ort, Charakteristika der Person, sein Geruch (den vergisst man nie), all das wird für die Verurteilung (wenn es dazu kommt) wichtig sein. Kratzen, Beißen ist gut, um mehr Beweise gegen den Verbrecher zu haben und die Genugtuung, sich verteidigt zu haben.

Es wird immer angeraten, wild zu kämpfen; es ist leicht, das zu sagen. Man muss schnell die Möglichkeiten zu siegen und die Risiken ausloten. Wenn man Euch mit einer Waffe bedroht, Pistole oder Messer, kann man fast nichts machen, es sei denn, die Frau ist Expertin. Das ist furchtbar! Ich habe es von so vielen Frauen gehört... und so etwas darf nie passieren, aber es passiert und man muss kämpfen. Wenn das Leben in Gefahr ist, werden alle Kräfte in unserem Inneren und der Drang zu siegen oder zu fliehen geweckt. In manchen Fällen ist sich ergeben die einzige Situation, wenn man die Möglichkeiten ausgelotet hat oder voller Panik ist, obwohl man alle Mittel nutzt: Kratzen, Beißen, Stoßen, mit den Ellbogen schlagen, dem härtesten Teil, sowie mit den Beinen in die Genitalien. Kratze ihm die Augen aus, stoße den Fingen in die Nasenlöcher, benutze einen Stift, Schlüssel, Brille, Haarspangen... Alles kann helfen... Man muss nur trainieren.

Beim Missbrauch bei Paaren haben einige meiner Schülerinnen den Brutalen gegeben, was sie verdient haben, aber das Wichtigste ist, den Wahnsinnigen anzuzeigen oder zu verlassen, ohne Angst. Sie verdienen das Schlimmste!

Es sei denn, der Angreifer geht in die Rehabilitation und merkt, was er getan hat, wenn man ihm verzeiht. Allerdings wird er es im ersten Moment der Angst, Depression, wenn er trinkt oder sich wiederspricht, wieder tun und die brutale Kraft nutzen oder Dich psychisch malträtieren.

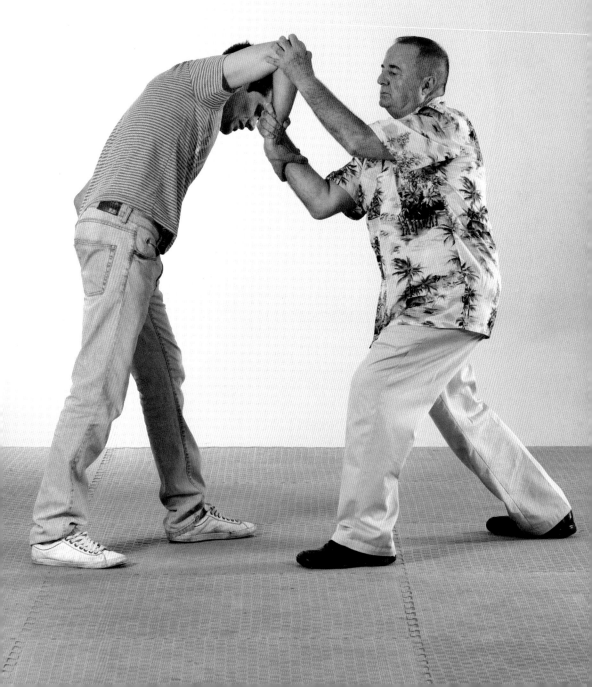

Simpel und effektiv!

Bei dem ganzen falsch verstandenen Ergebnis der "Gleichheits-" Propaganda vergessen wir das Offensichtliche. Frauen sind von den Muskeln her im Allgemeinen physisch schwächer als wir Männer. Ihre Leber schafft weniger Umsetzung und aufgrund der Muskelstruktur, durch die Evolution der Spezies und der Natur der Geschlechter und ihrer natürlichen und reproduktiven Funktionen sind die Frauen widerstandsfähiger gegen Schmerz, aber weniger stark was die Widerstandsfähigkeit der Muskeln angeht. Dies ist offensichtlich, aber heute muss man es erklären, weil viele die dumme Idee aufrecht halten, dass wir gleich sind oder es sein wollen. Dadurch muss jede Technik für die Frauen auf Realität basieren. Über diese Besonderheit kann niemand hinweg sehen, wenn es sich um Selbstverteidigung handelt. Deshalb geht es bei den Techniken dieses Buches mehr um Geschick als um Kraft.

Von den typischen Eigenschaften der Frau gibt es welche, die unseren Verteidigungsabsichten dienlich sind (nicht alles ist ein Defizit!). Frauen können besser mehrere Sachen auf einmal tun. Und zwar weil ihr Gehirn und seine Sammelfunktionen sich seit Tausenden von Jahren entwickeln und stets denen weiter gegeben wurde, die überlebensfähiger waren. Das Sammeln benötigt einen guten peripheren Blick, während der Mann bei der Jagd den Blick konzentriert auf ein einziges Objekt fokussieren musste. Daher ist der periphere Blick typischer für die Spezies, die eher als Beute gelten, als die, die fokussiert und daher Jäger sind.

Mit dem peripheren Blick können wir das Näherkommen eines angreifenden Raubtieres antizipieren. Zudem haben Frauen in der Regel mehr Intuition, das heißt sie können den Verstand häufig beiseite lassen und sich Eindrücken oder Gefühlszuständen hingeben, die mit den Stimmungsschwankungen während der Menstruation zu tun haben. Aus dieser Vielfalt ergibt sich ein sehr praktisches Training von der Perspektive, die Wahrnehmung von der Logik zu trennen, was der Entwicklung eines intuitiven Scharfblicks mehr Chancen bietet, etwas, das zweifellos als Schatz gesehen werden muss, was die Selbstverteidigung angeht.

Wenn Du in einer Situation möglicher Gefahr argwöhnisch wirst, sei vorsichtig und verlasse sie so schnell wie möglich. Wenn Du eine mögliche Beute bist, ist der beste Kampf der, der nicht stattfindet.

Ich habe durch meine Erfahrung mit Situationen echter Kämpfe, die in vielen verschiedenen Szenarien auf der Welt stattgefunden haben, gelernt, dass nichts Intelligenz und Instinkt ersetzen kann. Die in diesem Buch entwickelten Techniken beschäftigen sich viel damit und nutzen die natürlichen Reaktionen, suchen dabei aber die Überraschung des Angreifers. Ein Angreifer entscheidet sich für einen Angriff, weil er denkt, dass seine Erfolgschancen hoch sind. Eine schnelle Verteidigung oder ein Präventivschlag schaffen vielleicht eine Überraschung, die stets günstig für uns ist.

Elemente in unserer Reichweite, wie Tasche, den Boden oder die Wand für uns und gegen den Angreifer zu nutzen, ist sehr wichtig. Ich habe viele Lieblingswaffen der Frauen im Kampf vergessen, weil ich sie voraussetze, aber habt keine Bedenken, sie zu nutzen, wenn sich die Gelegenheit dazu bietet (Haare ziehen, Beißen, Kratzen, in die Augen stechen, etc....). Die hier beschriebenen Techniken erfordern keine Kampfausbildung, wobei das natürlich die Lehre enorm erleichtert.

Einige Grundlagen für die, die von dem Thema gar nichts wissen, sind einfach zu erklären, nämlich dass man lernen muss, die Fäuste gut zu schließen, damit die Schläge effektiver und die Handgelenke beim Kontakt besser geschützt sind. Ein grundsätzlicher Ratschlag beim Gebrauch von Kraft ist, dass wir unser ganzes Wesen bei jeder Bewegung ausschütten, sowohl wenn wir etwas werfen, als auch beim Schlafen. Es geht nicht so sehr um Technik (denn auch dafür solltest Du Kampfkünste lernen), als um den Geist. Wenn Du schlägst oder eine Bewegung machst, zögere nicht, sei bestimmt und unbarmherzig, zwei Qualitäten, die ich meist mehr bei den Frauen gefunden habe, als bei den Männern.

Also, Intuition, Antizipation oder Überraschung und Geschick sind große taktische Schlüsse, die ihr ausnützen müsst, denn sie stehen Euch alle in diesem Spiel zur Verfügung, bei dem es vielleicht tatsächlich um Eure physische Integrität und um Euer Leben geht. Wenn Ihr Eure Karten gut spielt und Euren Strauß an Techniken, die ich in diesem Buch erkläre nutzt, hat jede Frau gute Chancen, aus etwa 90% der häufigsten Angriffssituationen, denen sie ausgesetzt sind, herauszukommen.

Sich durchsetzen, wenn man als Beute überleben will, nicht siegen, ist das Ziel. Alle Techniken, die hier erklärt sind, gehorchen dem Prinzip, den Angriff abzuwenden, um eine vorteilhafte Situation zu kreieren. Versucht nicht, Euren Gegner zu kontrollieren, wenn Ihr nicht spürt, dass es möglich ist (der Angreifer ist ohnmächtig oder die Gelenkkontrolle ist fest). Ich will damit nur einen Vorteil schaffen, die Chance zu fliehen oder die Situation zumindest umzudrehen, indem der Nachteil in einen Vorteil gewandelt wird.

Wenn Ihr kein gutes Kampfkunsttraining habt, solltet Ihr den Körperkontakt vermeiden, denn da gereicht das höhere Gewicht des Mannes ihm zu Vorteil, oder die physische Kraft kann nur durch eine reine Technik kompensiert werden. Ein Schlag in die Genitalien, ein Finger ins Auge des Angreifers sind sehr wirksame Formeln, um ihn zu verwirren. Wenn er Eure Hände festhält, habt Ihr noch immer eure Beine und anders herum, außerdem Zähne zum Beißen... Im Kampf ist Bestimmtheit alles!

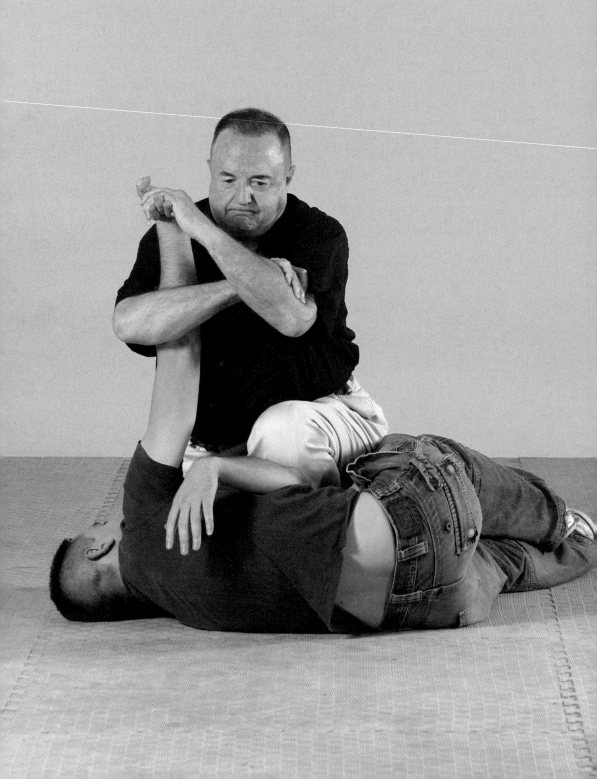

Die Frau Von Heute

Das schwache Geschlecht ... immer dieselbe Leier. Alles hat seine Schwächen und Stärken, aber es hängt von Charakter, Erziehung, von der physischen Zusammensetzung, den Genen, der Ernährung, der geographischen Zone, der Psyche, Chemie und anderen Faktoren ab, die Stärke oder Schwäche bestimmen.

Wenn man an etwas glaubt, verwandelt es sich in etwas, ins Gute oder ins Schlechte (unter Berücksichtigung der physischen und psychischen Grenzen). ZWEIFEL, ANGST, und DIE FRUCHT VOR DEM VERSAGEN führen genau da hin. Aber SICHERHEIT und DER GLAUBE an den TRIUMPH und den SIEG führen uns letztlich zu diesem glücklichen Ende.

Jeder Einzelne hat angeborene und angelernte Möglichkeiten, und es heißt, niemand wird gelehrt geboren, dennoch sind manche Leute besser vorbereitet als andere, und das muss man täglich kompensieren. Am Ende lässt sich alles lernen.

Die Frau hat die gleichen Fähigkeiten und Rechte und Pflichten wie der Mann, wir alle sind uns ähnlich, aber niemals gleich (zum Glück), jeder trägt sein eigenes Päckchen, jeder das, was ihm die Natur gegeben hat, allein die Verschiedenheit macht uns gleich, aber so unterschiedlich, dass man dem dankbar sein muss, der das alles lenkt.

Genau wegen dieser Unterschiede an Gewicht, Muskeln und der Art zu denken und zu handeln, muss die FRAU lernen, sich gegen jene zu verteidigen, die rohe Gewalt oder Waffen dazu nutzen, ihnen die Freiheit zu nehmen. Im Grunde ist sie den gleichen Gefahren ausgesetzt wie der Mann, aber als Frau und Beute für sexuelle Raubtäter sowie Nötigung und tausend anderer Gefahren, die hinter jeder Ecke lauern, braucht es manchmal ein Lächeln oder einen aggressiven Blick mehr.

Ich habe Frauen kennen gelernt, junge und ältere aus fast allen Ländern der Erde, aller ethnischen Gruppen, Glaubensrichtungen, Farben und unterschiedlicher Lebensweisen und Ausdrucksformen, und alle haben mehr oder weniger schwer gelernt, immer von ihren Eignungen, dem Training, der körperlicher Fitness oder ihren Problemen abhängig zu sein.

Mehr oder weniger stark, wach, schlank, voll ... von allem etwas, und alle aber wirklich alle haben gelernt, sich selbst zu verteidigen und manche hatten spektakuläre Ergebnisse, die mich mit Stolz erfüllt haben.

Die Gesellschaft war stets grausam zu den Frauen und sie selbst gegen ihre Geschlechtsgenossinnen, um nicht von den Fällen von

Vergewaltigung zu sprechen, bei denen ein Richter unbarmherzig fragt, wie sie angezogen war und andere Dingen, die eine zivilisierte Gesellschaft ausmachen, in welcher der Mann seine niedrigsten Triebe kontrollieren muss, egal, was er sieht, auch die Kritik mancher Kolleginnen, die sie gnadenlos schlecht behandeln, denn in solchen Fällen muss man Zuneigung und Verständnis für die von der menschlichen Bestie angegriffene Frau haben. Meine Damen, man muss Solidarität und Milde walten lassen, vergesst das nicht, wenn ihr eine Kollegin kritisiert.

Der Wunsch zu lernen und die Neugierde führt Euch auf immer härtere und schwierigere Straßen, Wege und Gassen, die uns die Gesellschaft beschert.

Denkt daran, dass eine positive Einstellung Euch immer positive Ergebnisse bringt, denn die Macht der Gedanken ist eine unglaubliche Kraft und gut angewendet in allen Facetten des Lebens ist sie das beste Werkzeug für Gesundheit und daher für das GLÜCK.

Meine Lehren

Bei der Entscheidung für die Karriere oder dem weiteren Lebensweg habe ich Schülerinnen aller Art gehabt: Soldatinnen, Polizistinnen, Ärztinnen, Ingenieurinnen, Krankenschwestern, Putzfrauen, Klempnerinnen, Malerinnen, Studentinnen, Intellektuelle, Hausfrauen, Prostituierte, Sängerinnen, Tänzerinnen und viele mehr, mit den verschiedensten, witzigsten oder schrulligsten Karrieren oder Zielen. Ihnen beim Training zu helfen, körperlich und physisch, um das Ziel zu erreichen, das sie erreichen wollten, hat mich sehr zufrieden und stolz gemacht.

Manchmal habe ich ungern gesehen (manche Fälle), wie manche von ihren Mitmenschen bei der Arbeit behandelt werden, vor allem beim Militär oder bei der Polizei, wo man sie wie Menschen zweiter Klasse behandelt, die unfähig sind, die Aufgaben andere zu machen, und für diese Leute habe ich die Nachricht, dass einige meiner Schülerinnen jedes ersehnte Ziel erreicht haben und viele jener geschlagen haben, die glauben, sie seien Männer wegen ihrer Muskeln und ihres Machogehabes, denn es geschah diesen Subjekten recht, meine Schülerinnen zu treffen und sich ihnen zu stellen. SIE LEBEN HOCH.

Noch nach Jahren freut mich die Meldung, dass der Rat und die Technik nie versagt und sie gerettet hat und sie dies alles in einem bestimmten Moment angewendet und dadurch ein Problem beseitigt haben.

Ich erinnere mich gerne an diese Triumphe und an sie und die künftig mutigen und widme ihnen dieses Buch, auf dass es ihnen zur Orientierung oder als Reiz diene, den Weg des Kriegers weiter zu gehen oder zu beginnen.

Ich werde mich immer mit Vergnügen, Freude und Dankbarkeit an das in mich gesetzte Vertrauen erinnern, durch einige meiner besten Schülerinnen, im Laufe der Jahre, Menschen, die ich nie vergessen kann:

Marídela, MariaPilar, Marilo, Susi, Eva, Elizabeth, Inma, Pepa, Adelina, Amparo, Isabel, Ana, Joanna, María, Karen, Marcia, Barbara, Hayen, Mery, Kaori, Mira, Pilar, Mía, Bea, Pilar, Herminia, Elvira, Mónica, Carmen, Cheyenne, Eva, Laura, Mónica, Mariola, Ana, Cristina, Betty, Genevieve, Monique, Vivien, Josefina, Andrea, Esperanza, Sofía, Sybila, Bárbara, Paula, Fen, Eva, María José, María Ángeles, Thais, María Cruz und viele andere, die ihr und mein Leben veränderten. DANKE.

Für Kommentare oder Informationen zum Training
JKKDFEMENINO@gmail.com

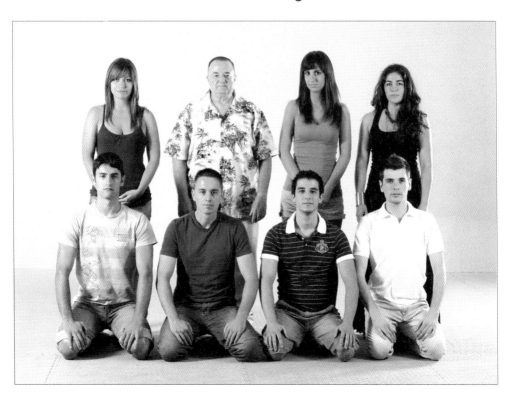

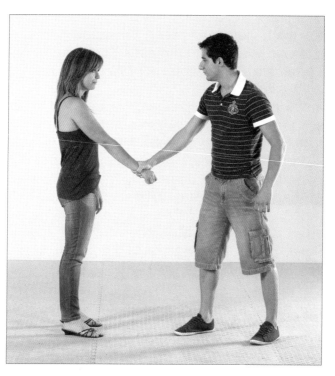

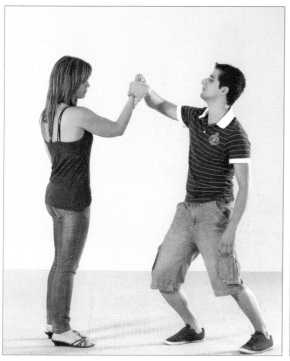

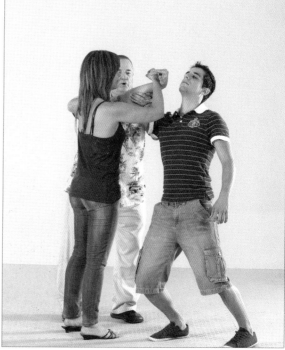

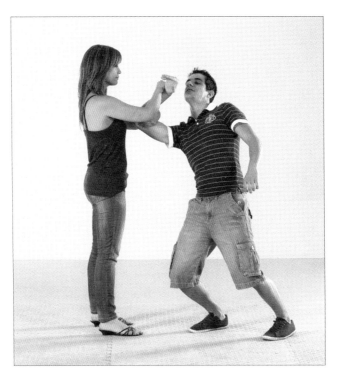

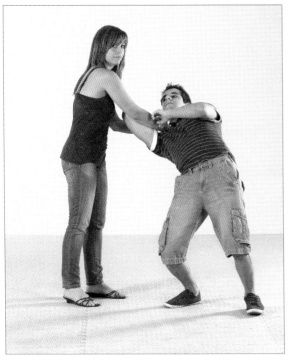

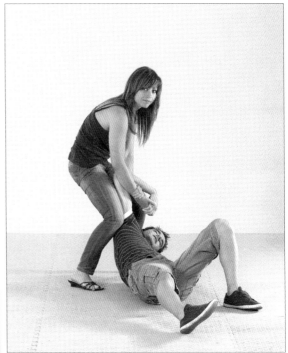

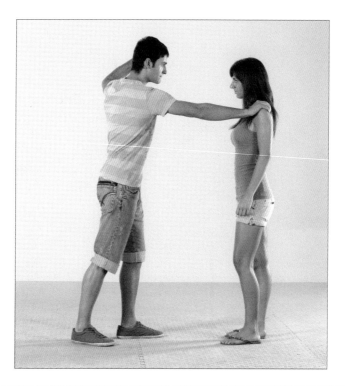

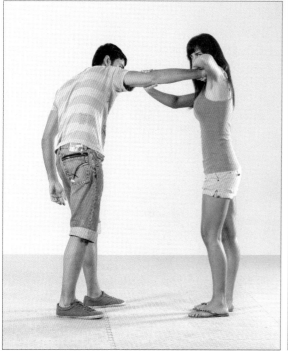

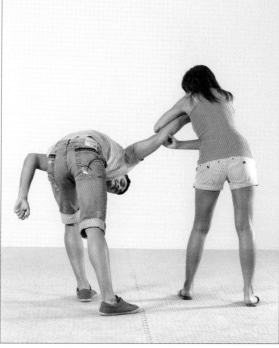

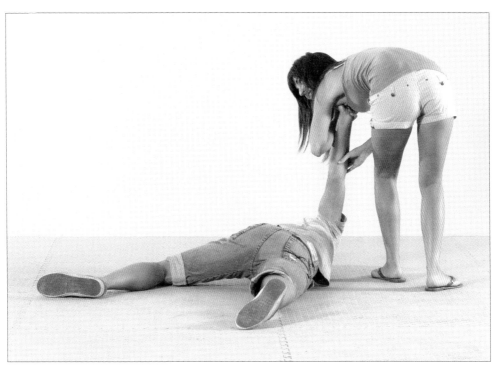

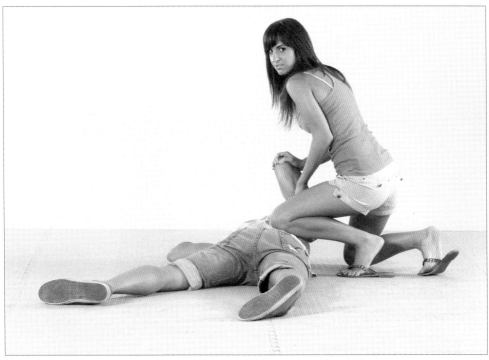

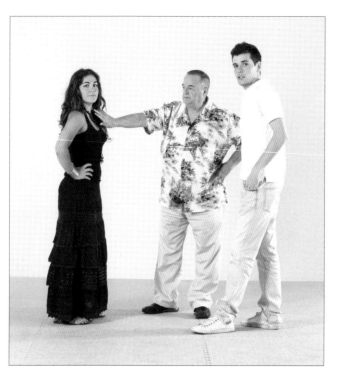

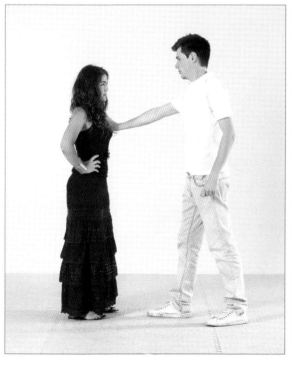

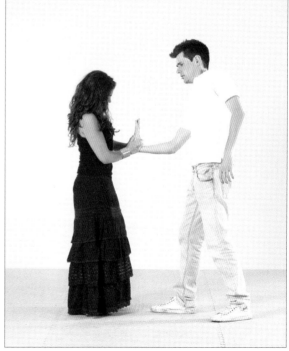

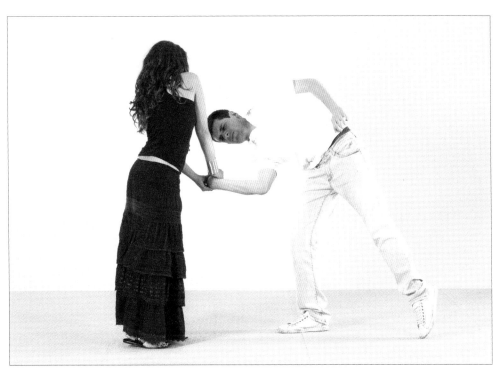

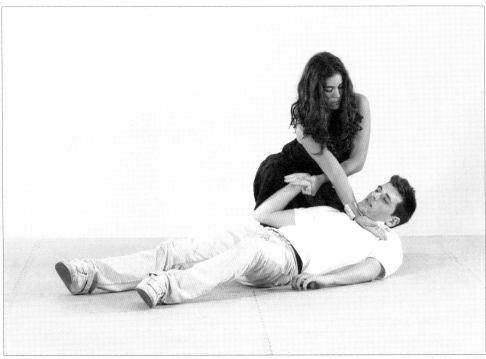

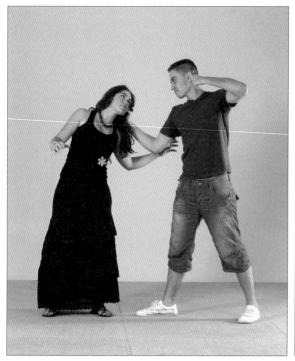

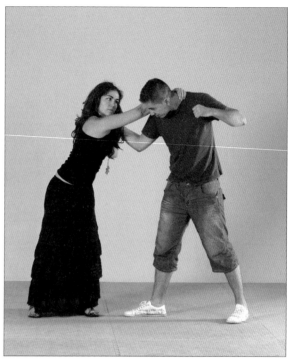

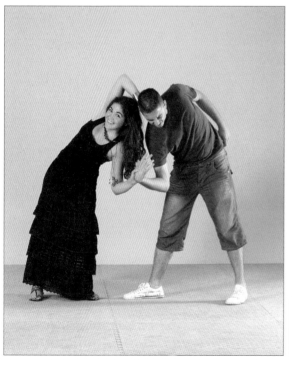

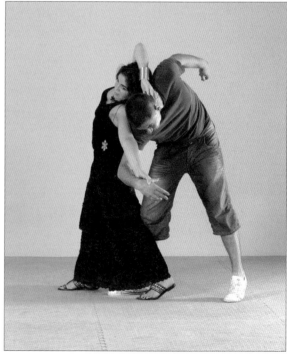

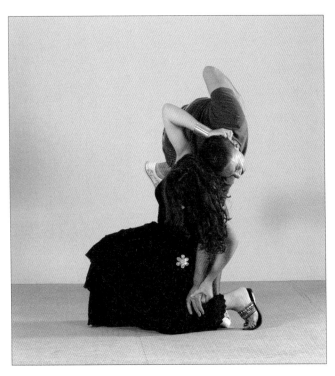

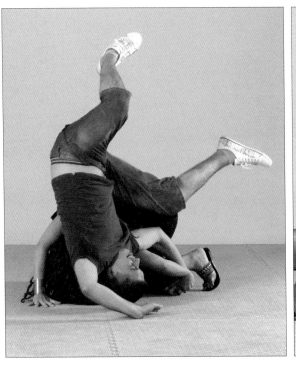

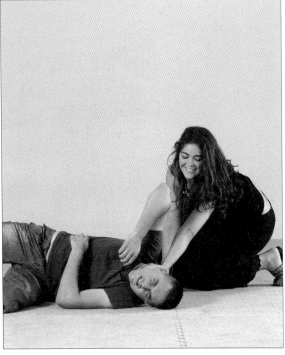

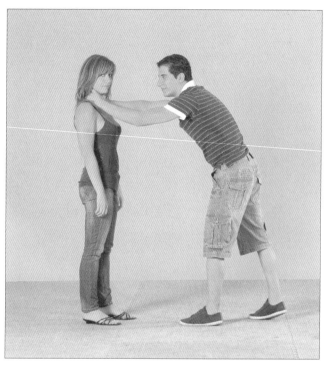

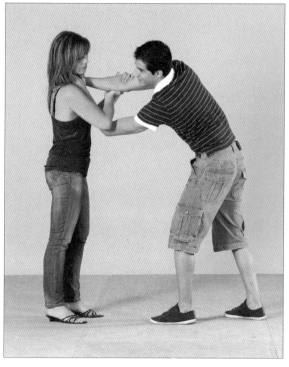

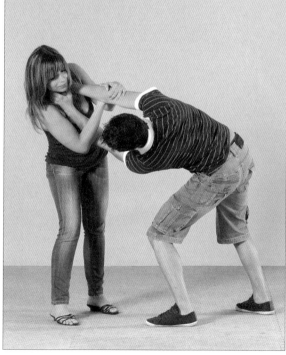

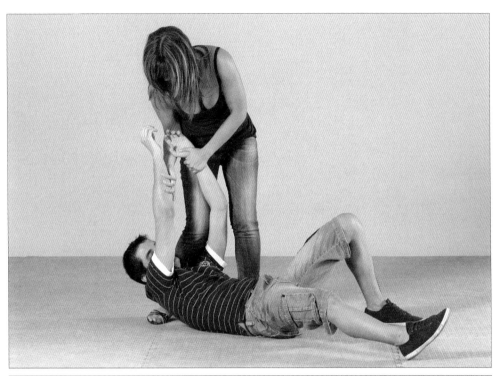

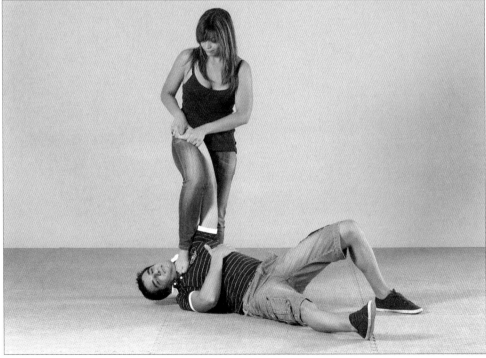

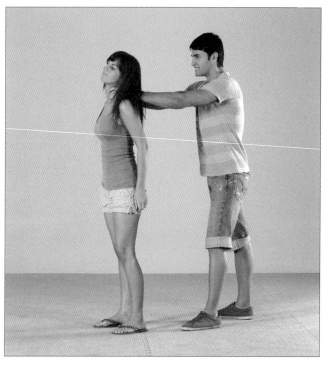

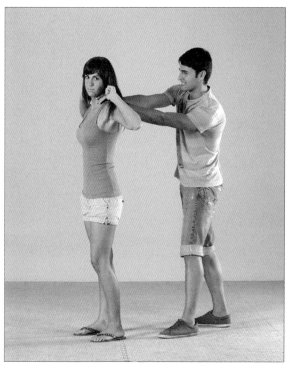

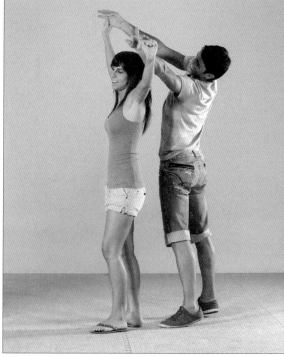

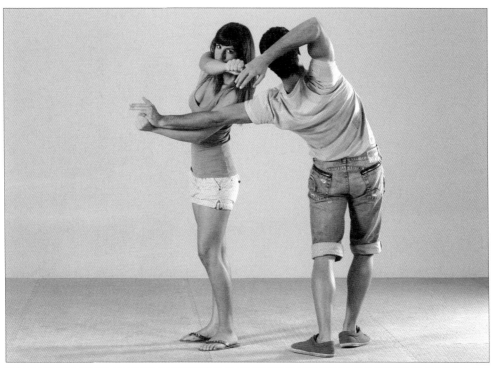

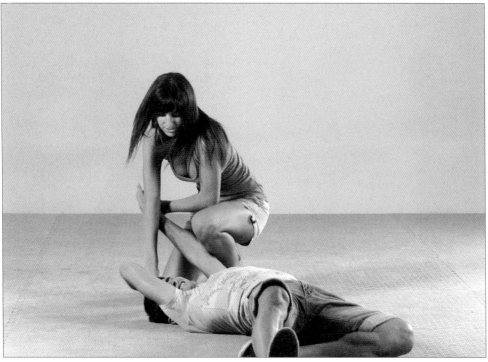

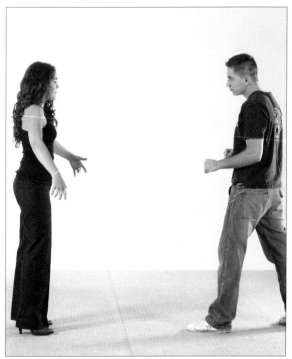

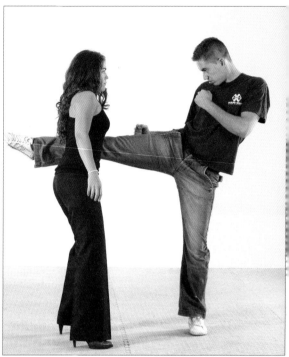

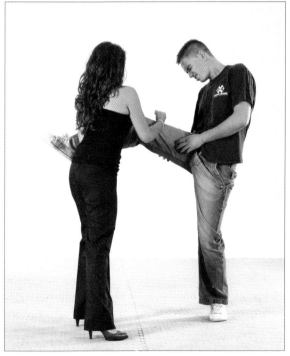

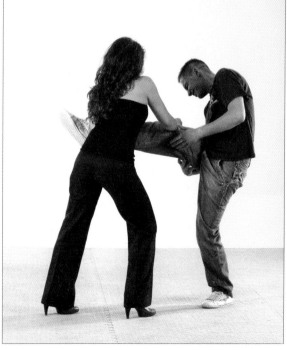

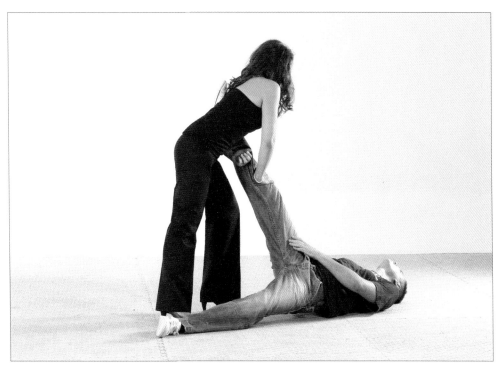

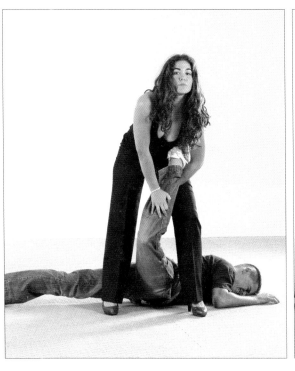

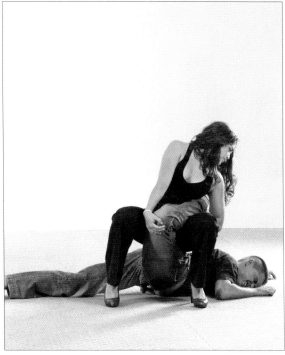

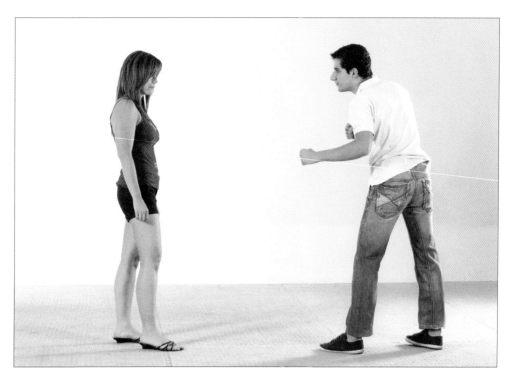

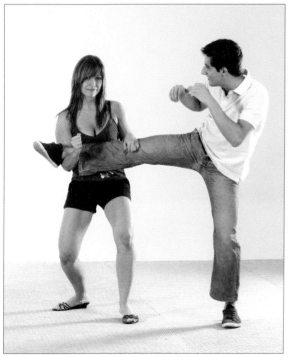

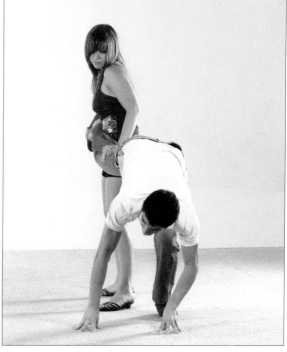

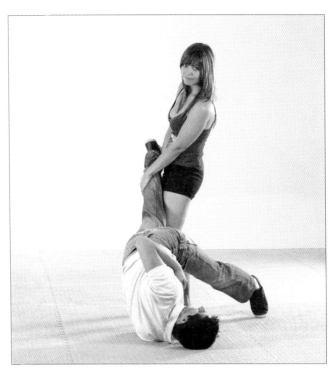

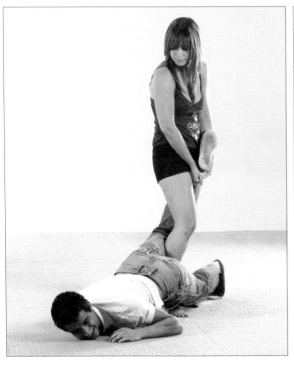

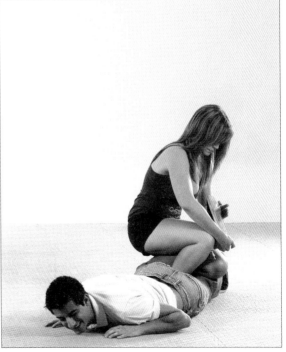

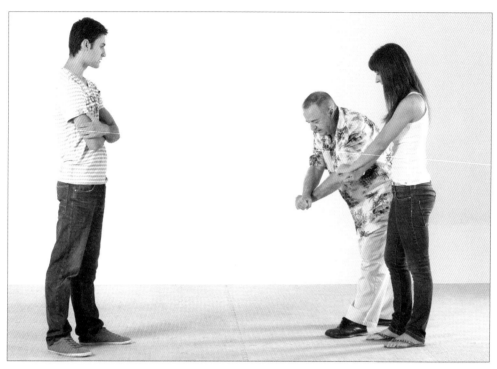

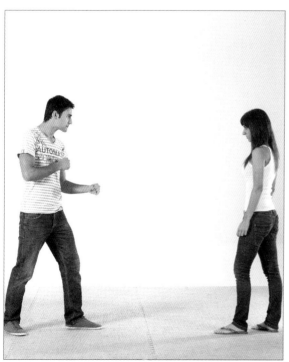

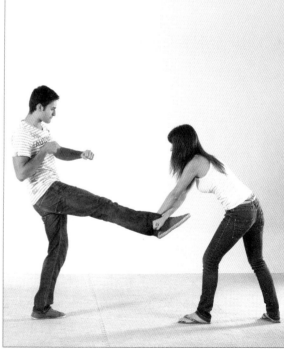

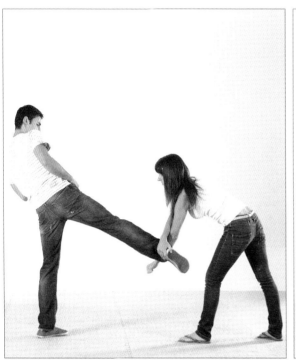
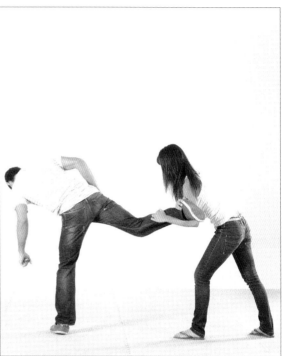
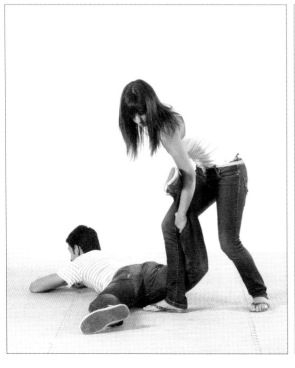
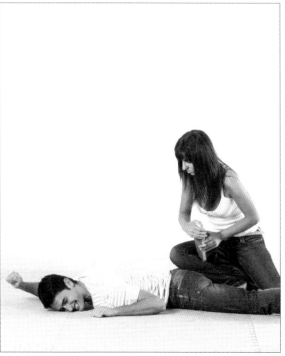

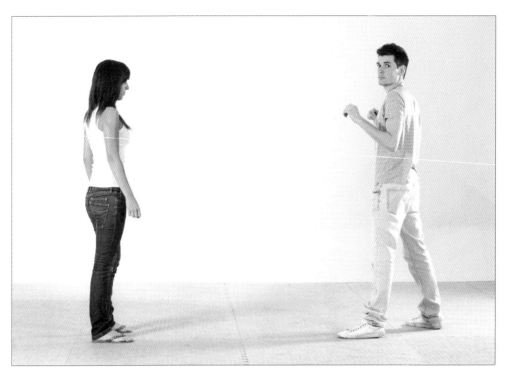

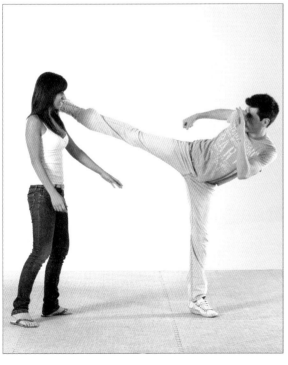

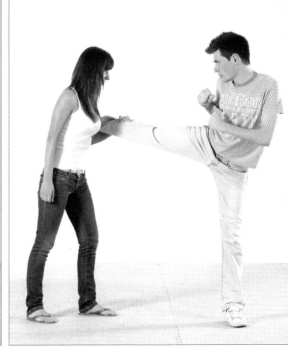

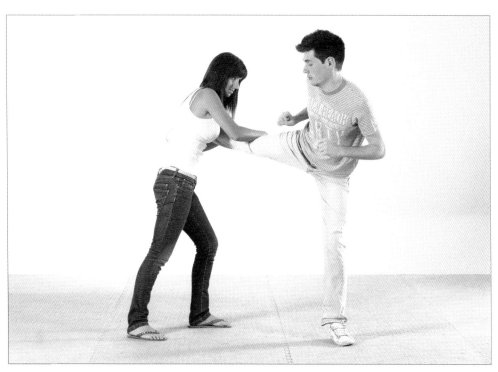

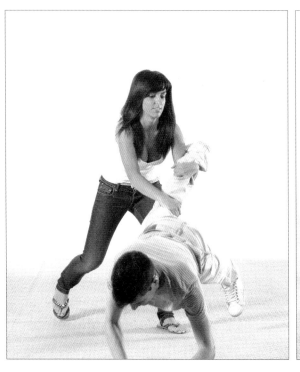

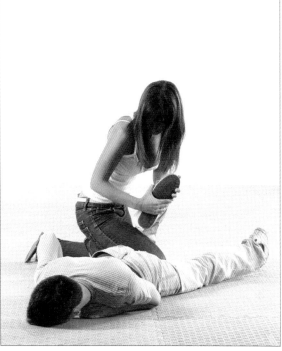

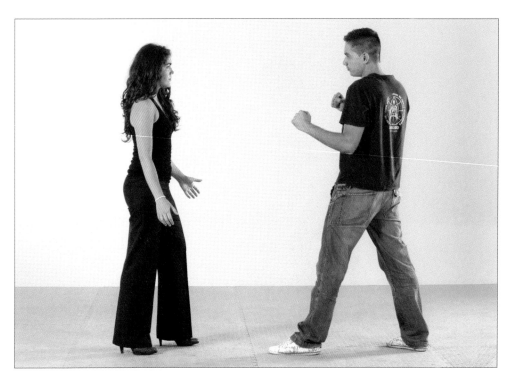

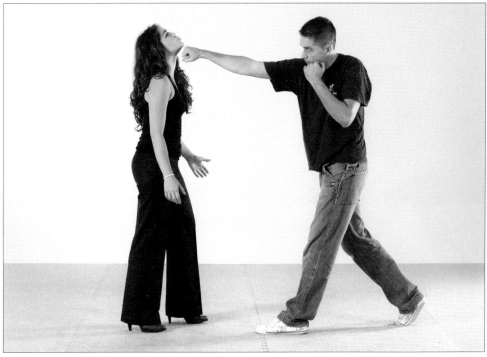

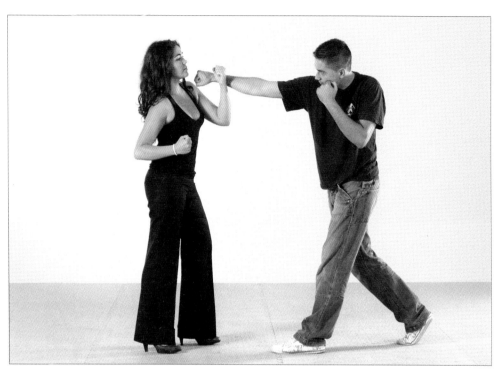

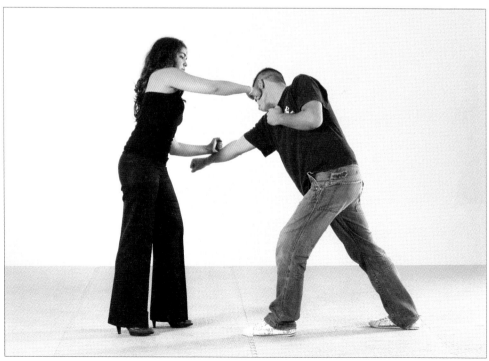

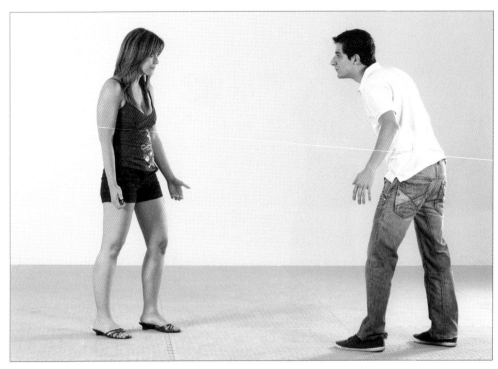

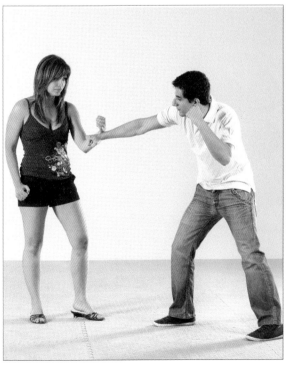

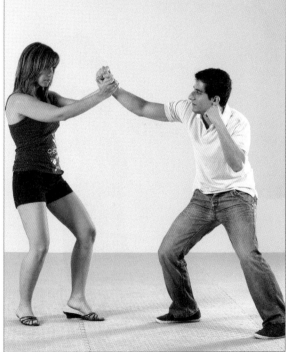

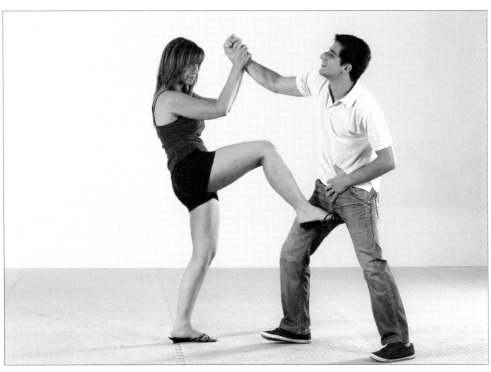

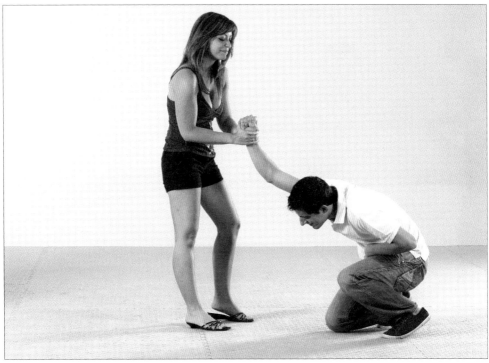

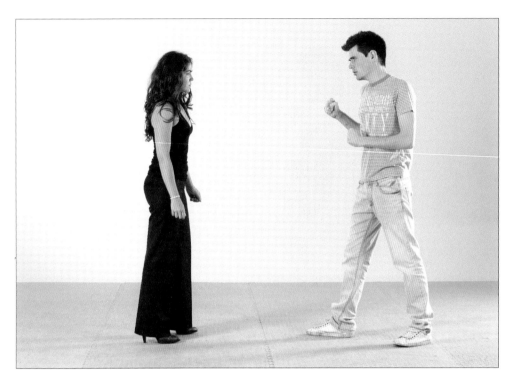

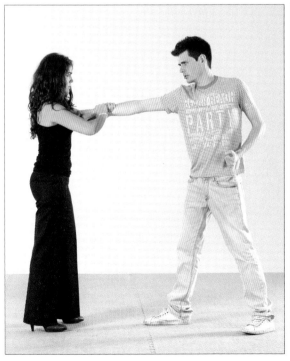

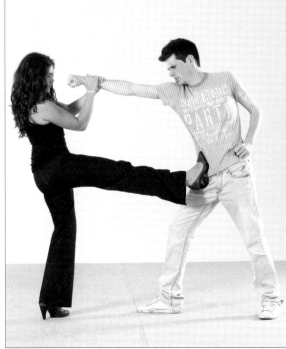

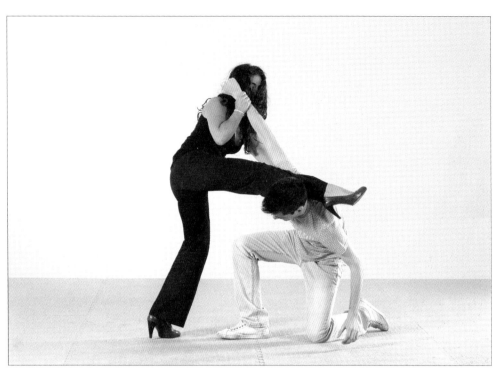

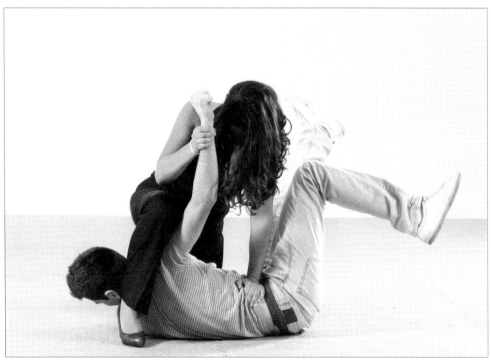

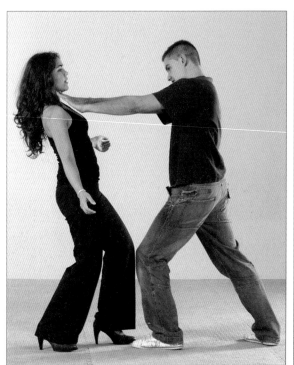

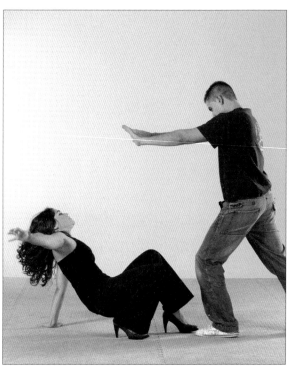

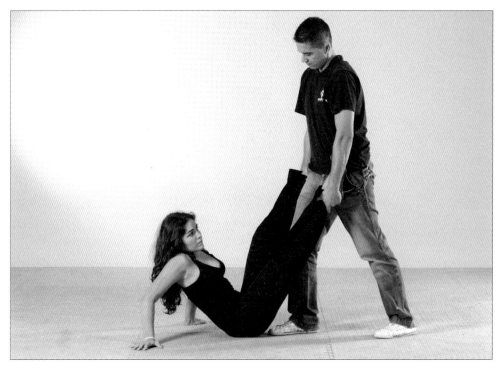

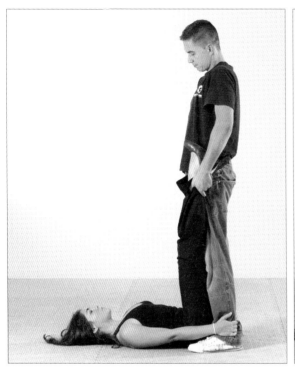

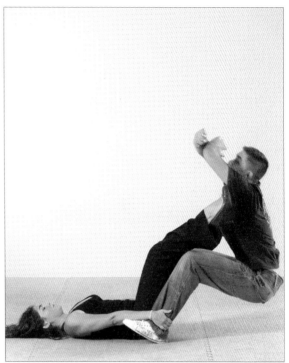

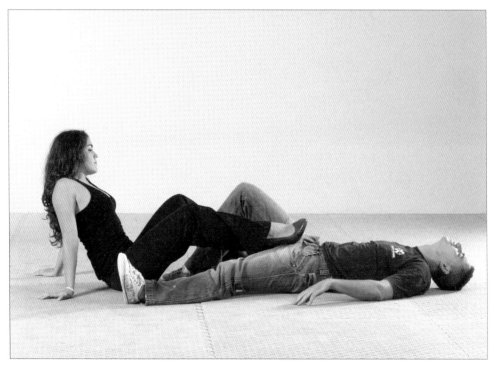

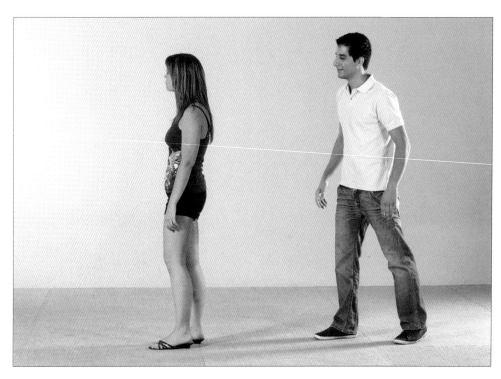

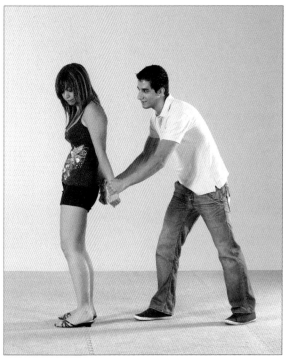

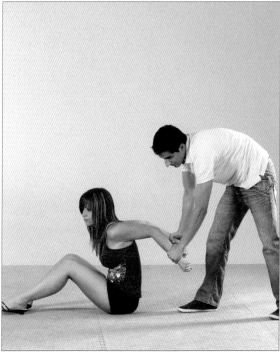

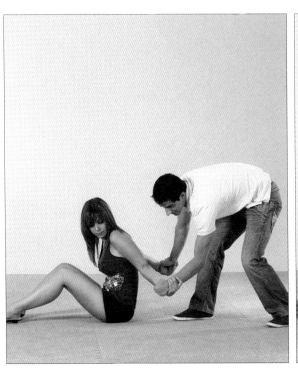

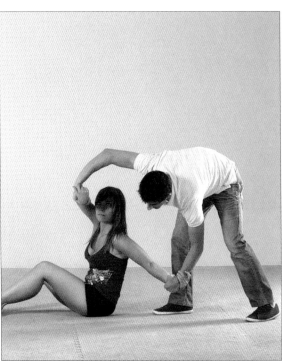

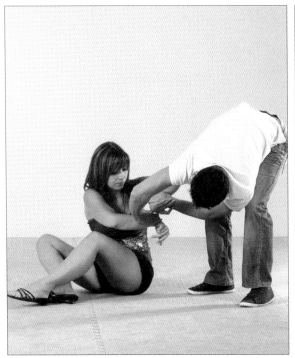

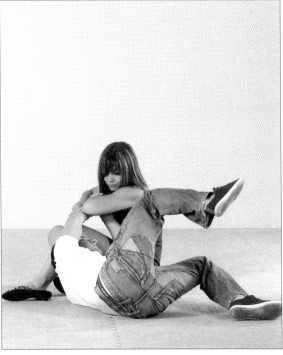

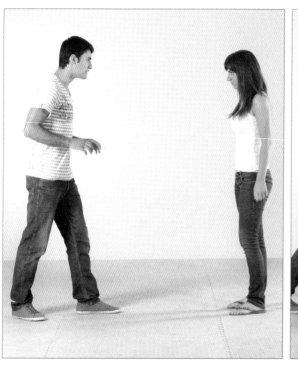

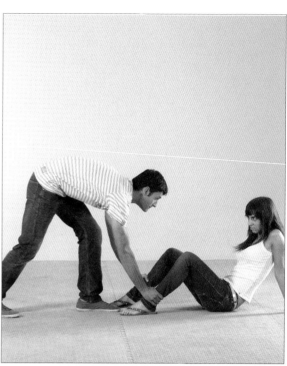

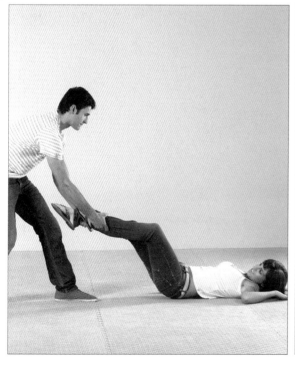

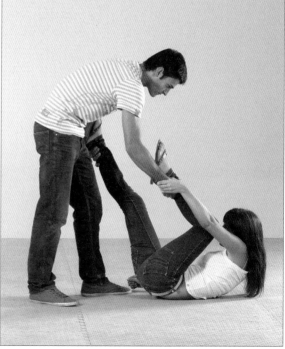

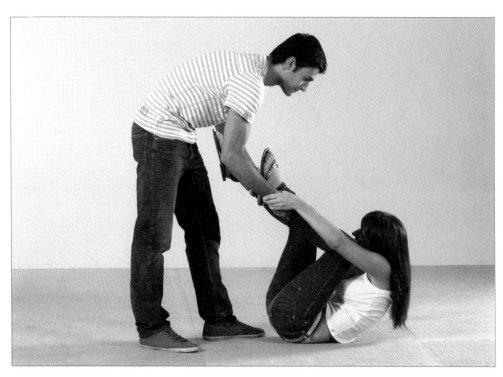

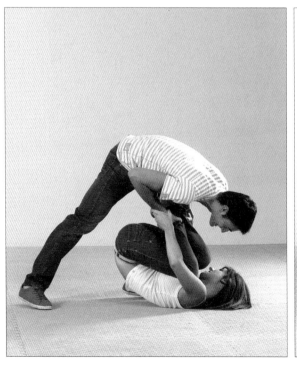

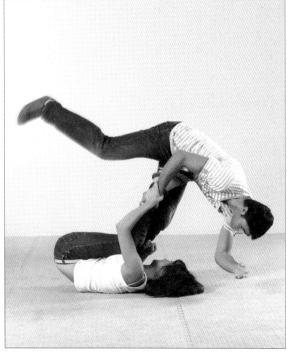

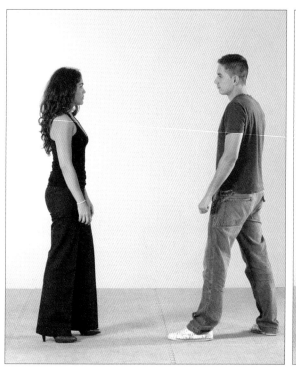

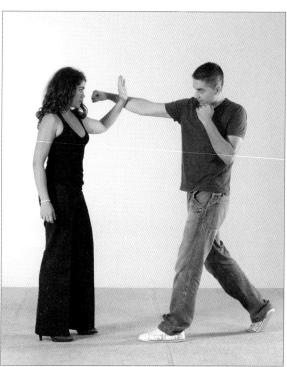

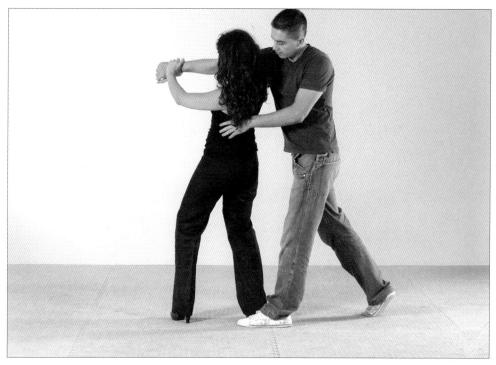

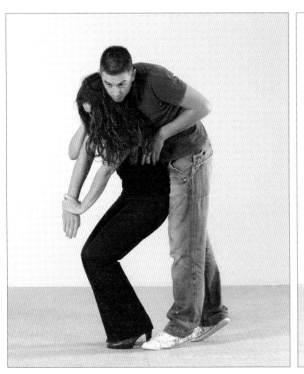

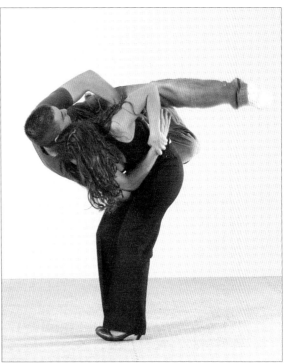

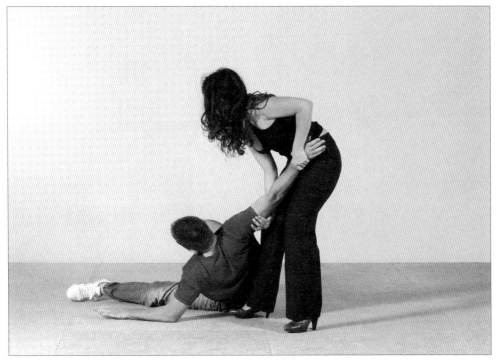

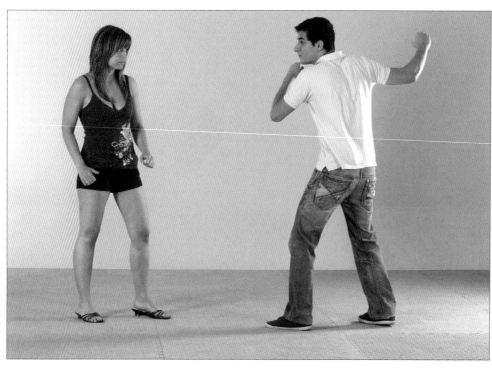

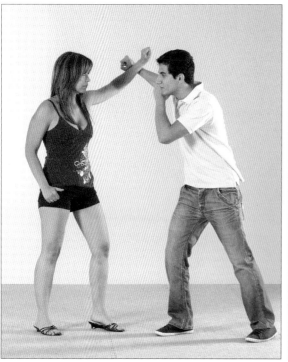

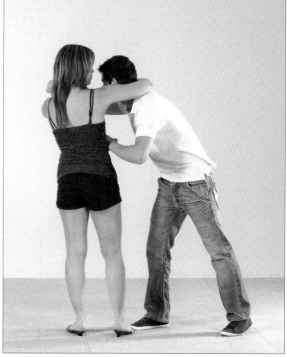

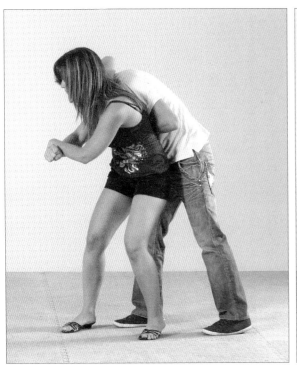

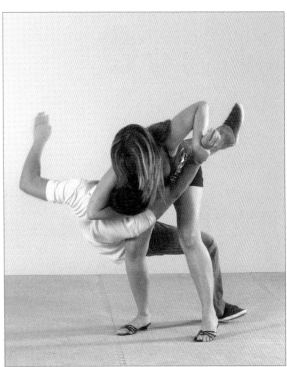

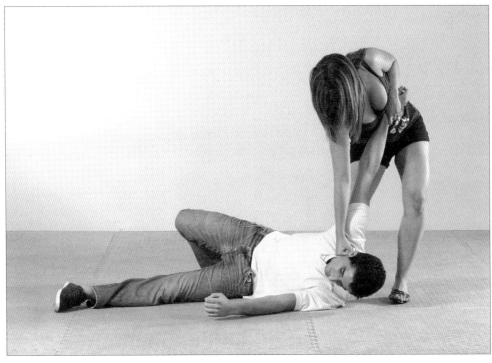

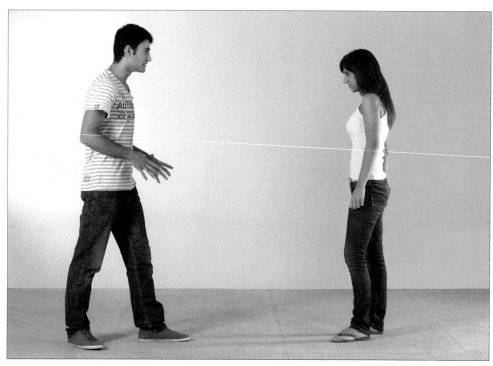

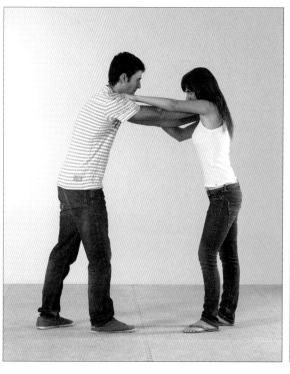

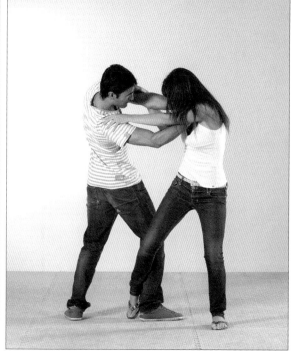

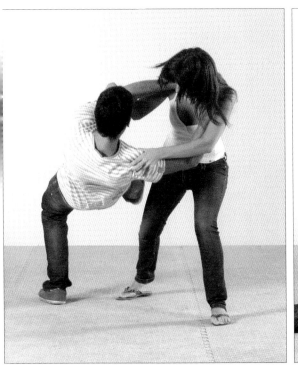

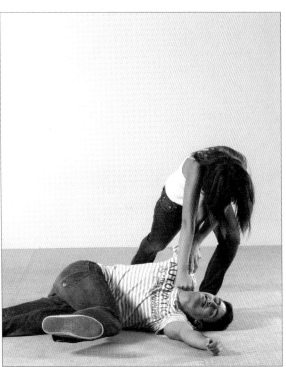

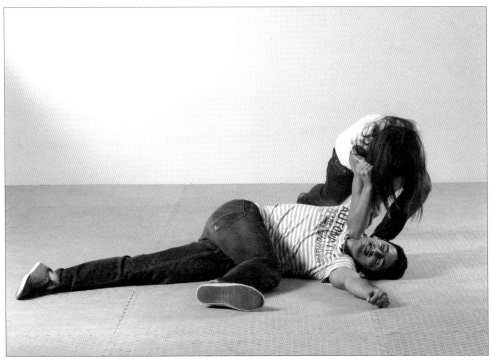

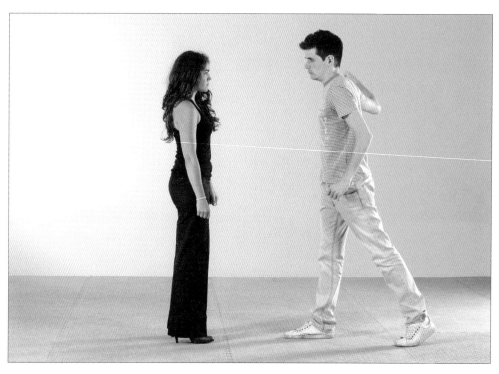

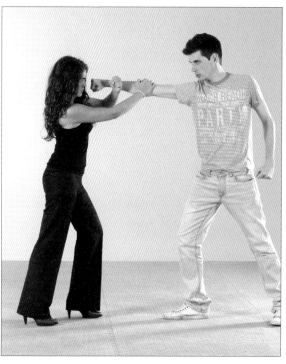

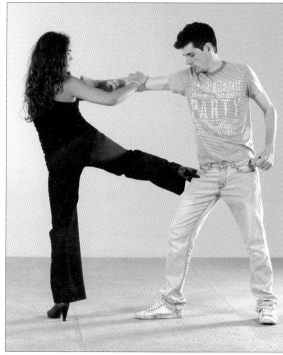

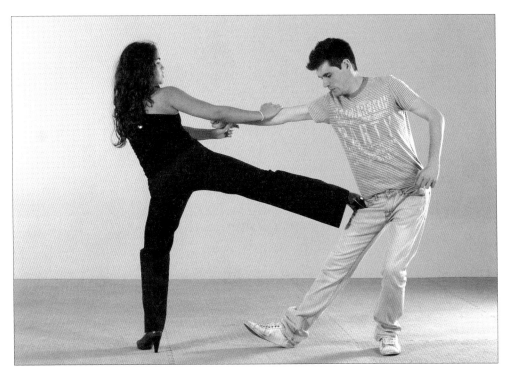

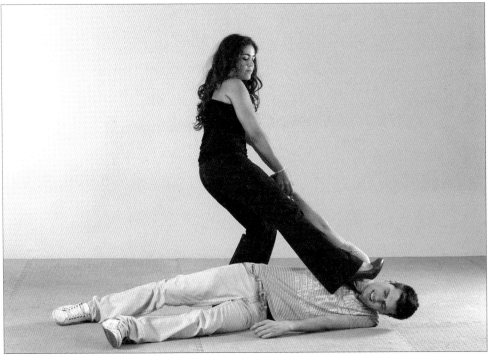

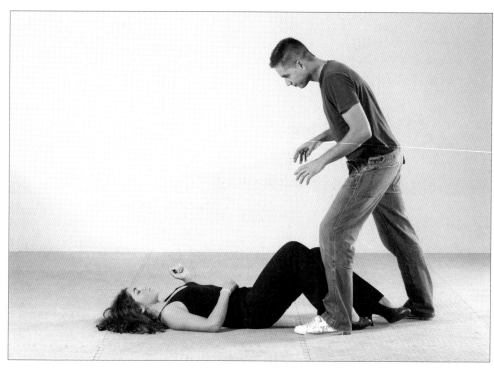

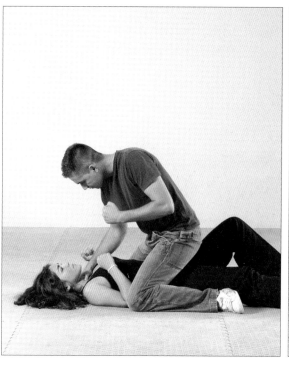

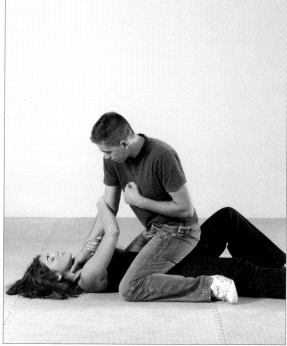

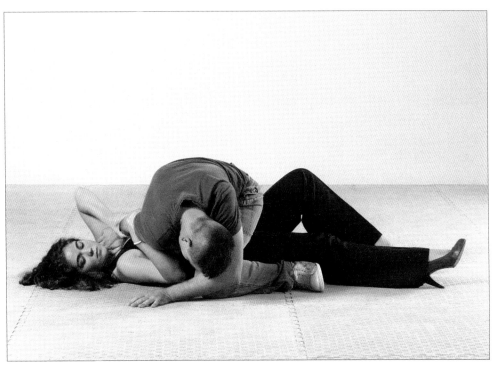

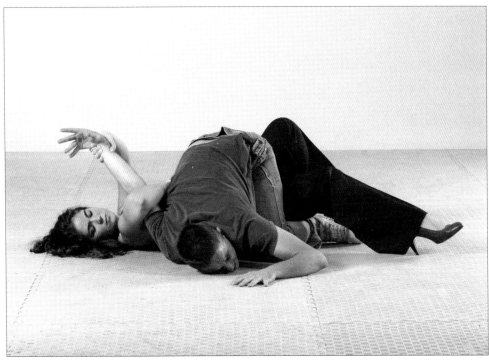

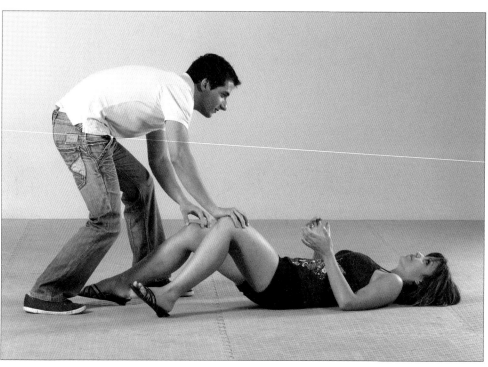

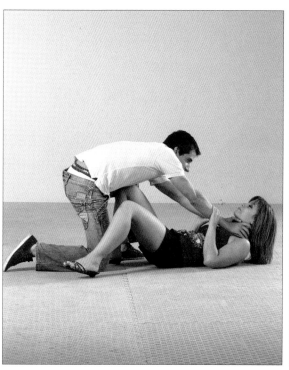

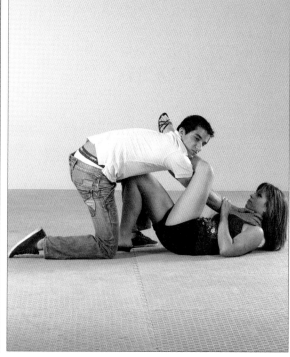

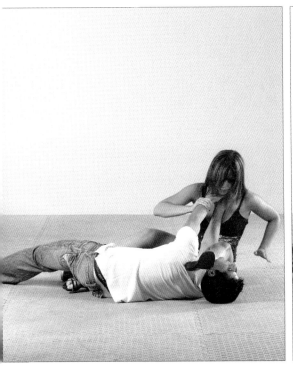

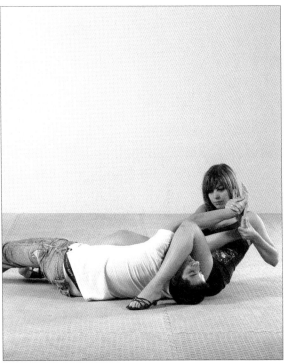

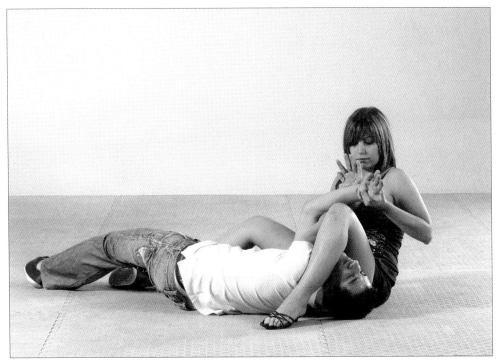

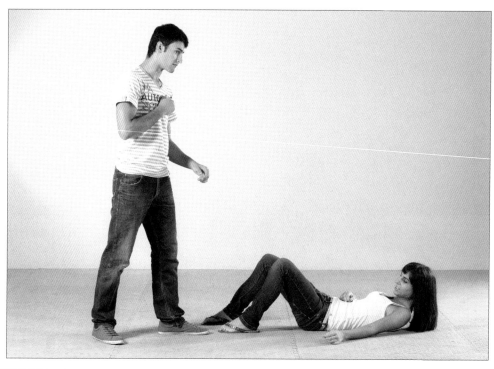

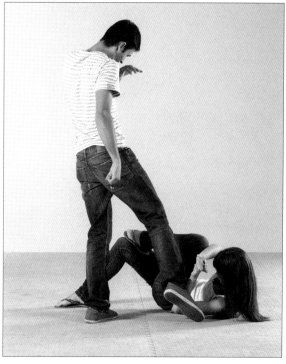

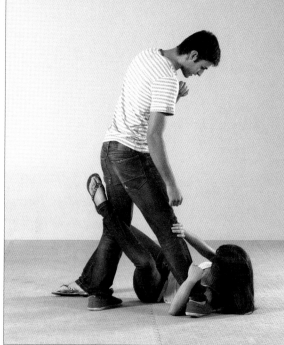

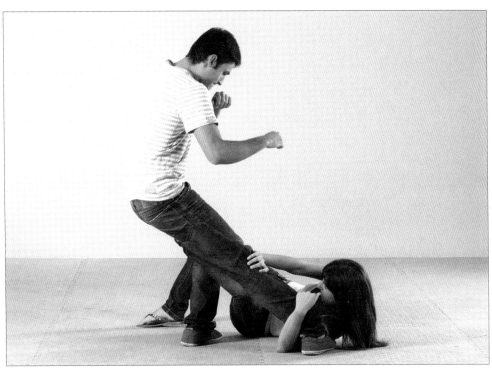

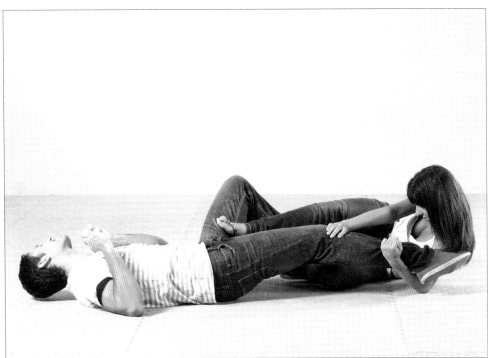

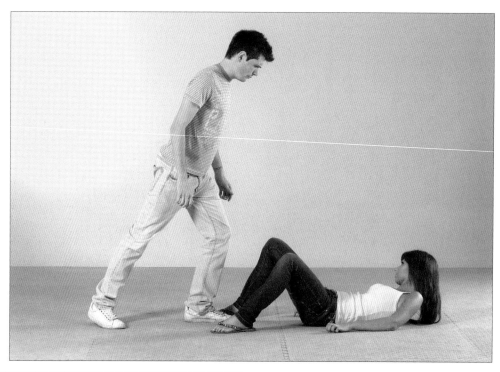

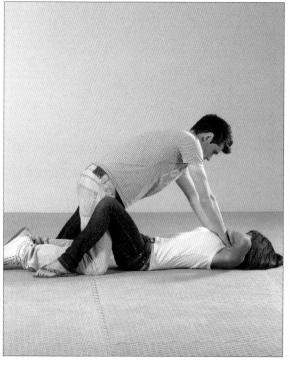

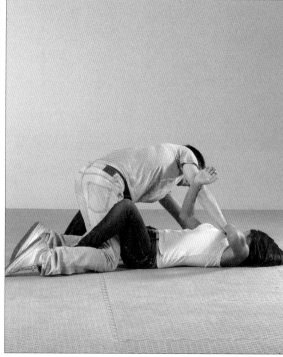

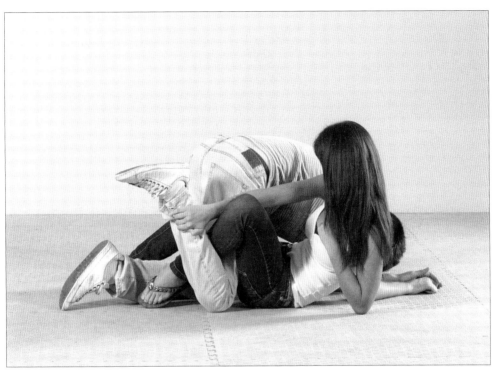

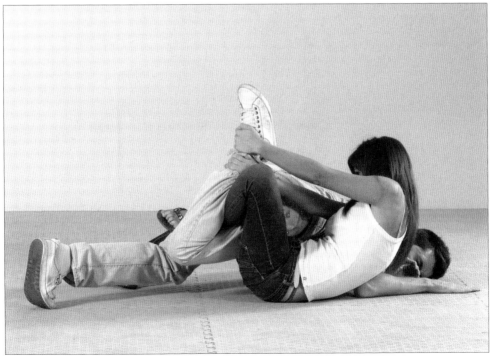

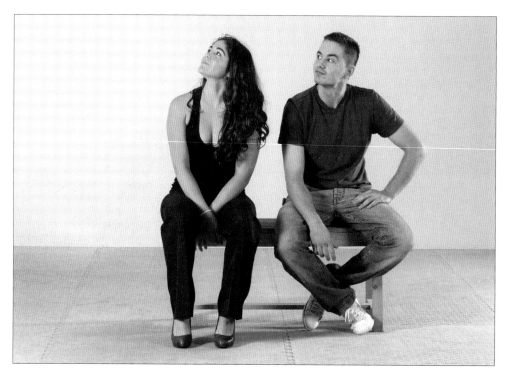

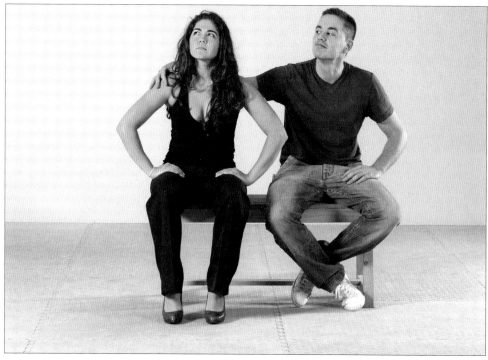

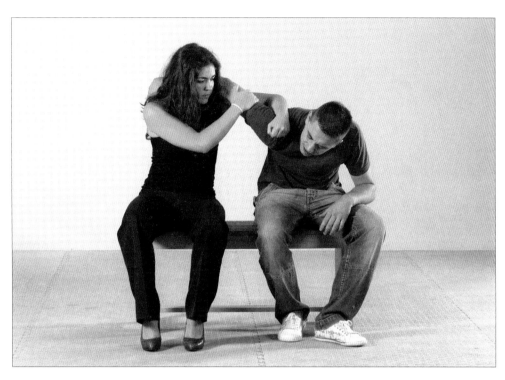

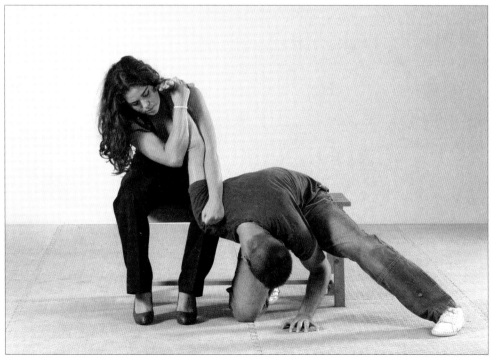

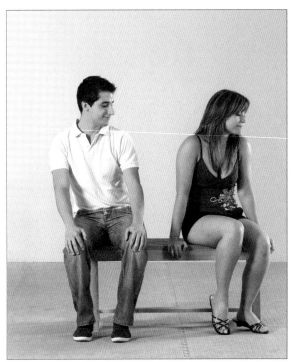

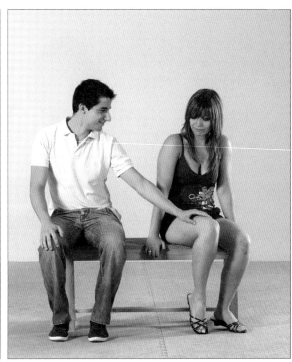

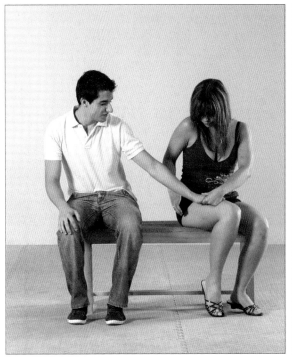

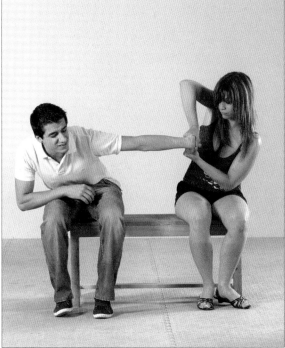

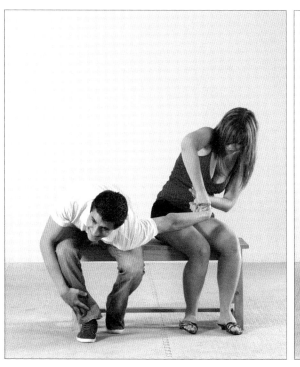

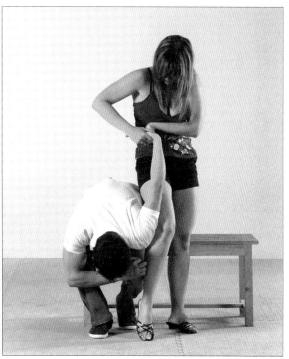

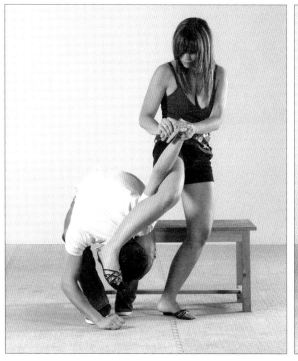

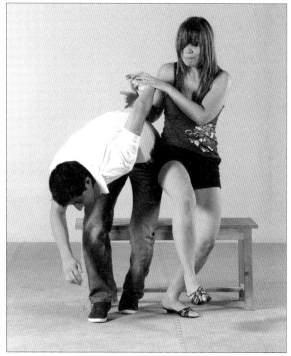

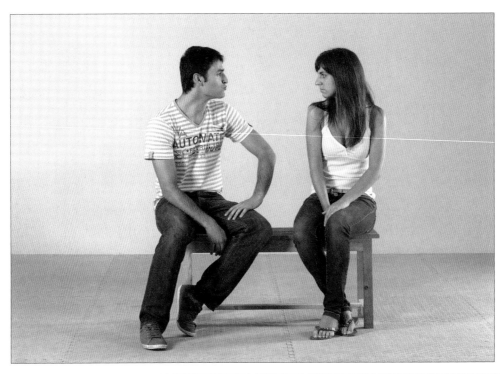

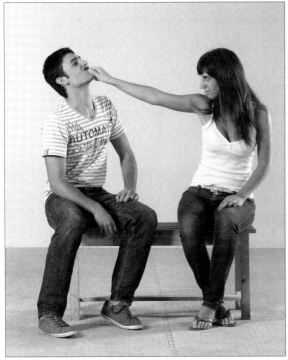

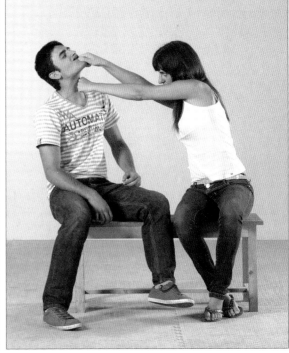

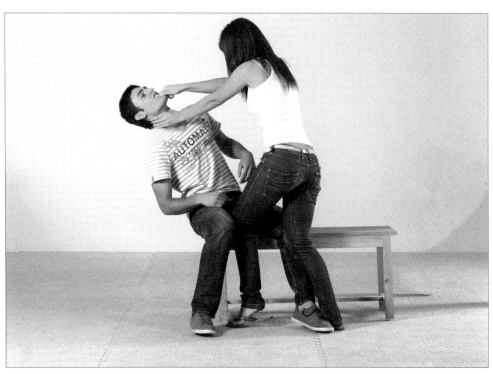

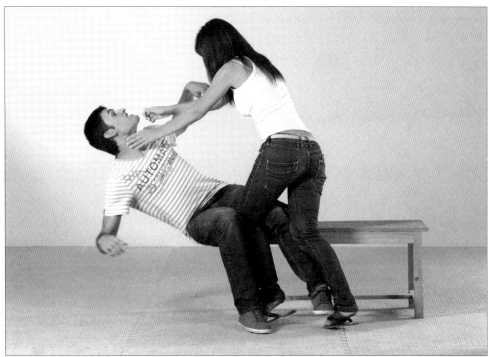

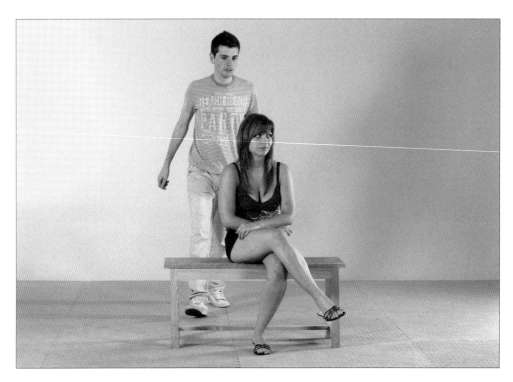

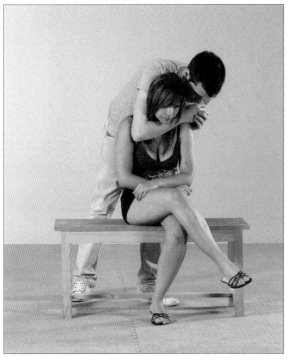

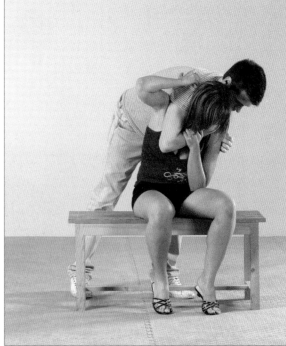

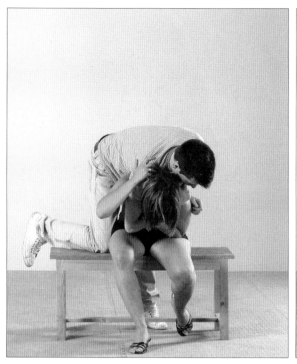

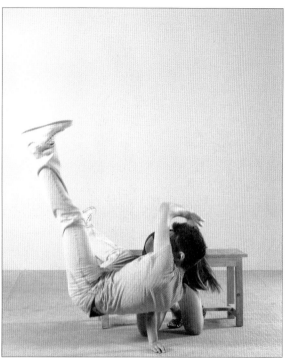

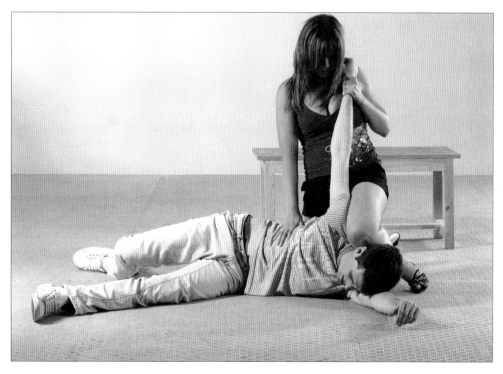

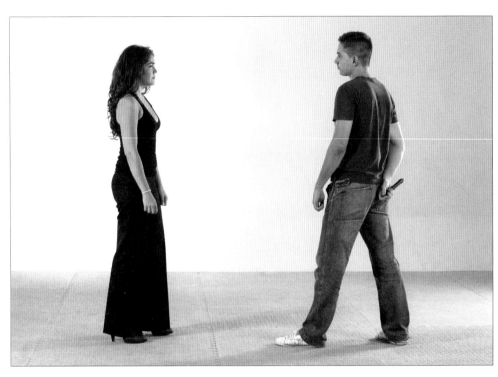

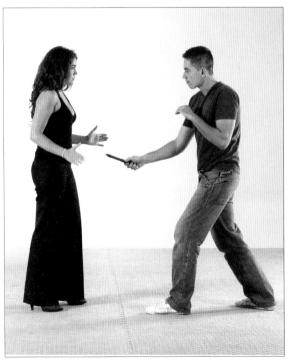

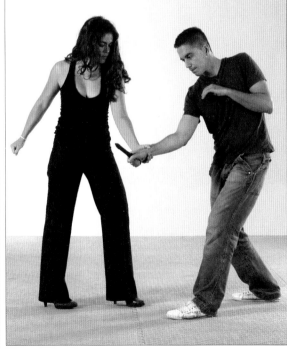

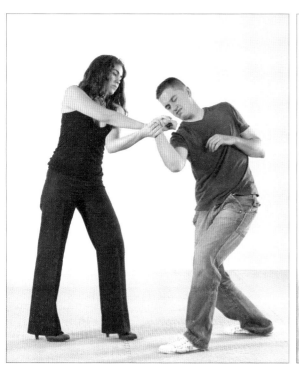

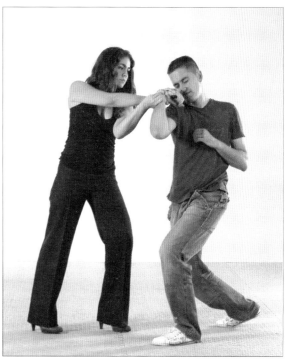

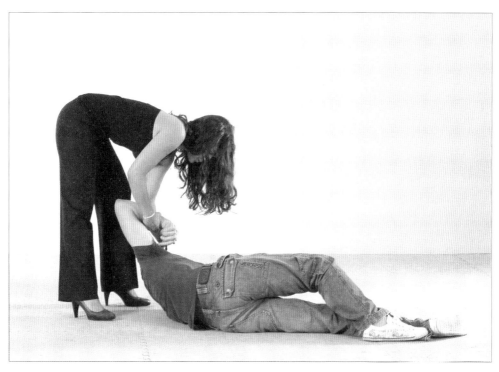

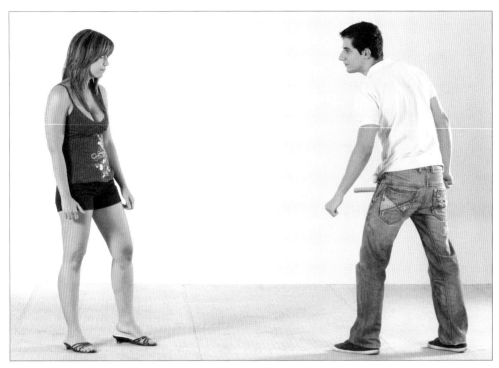

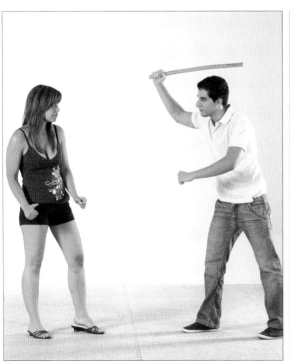

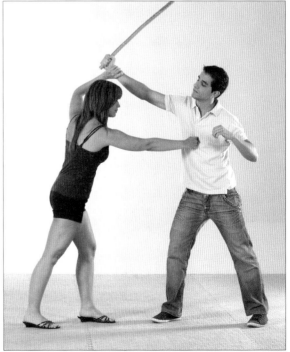

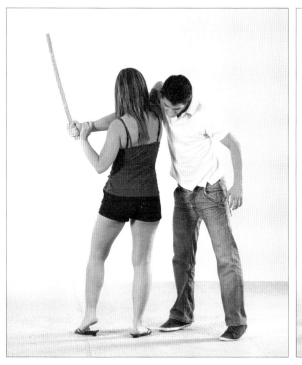

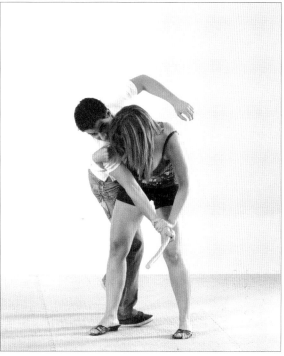

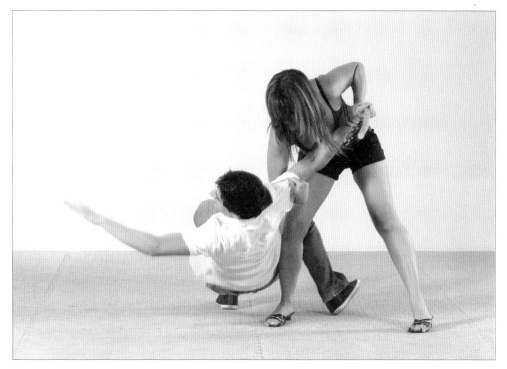

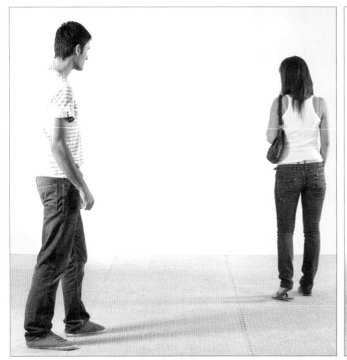

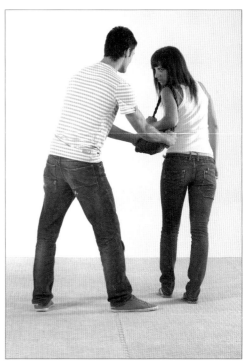

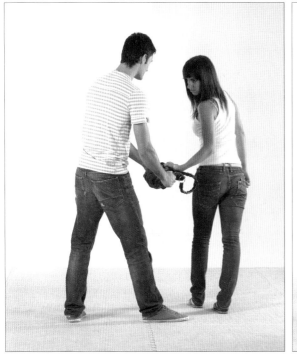

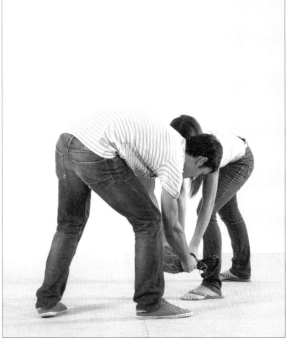

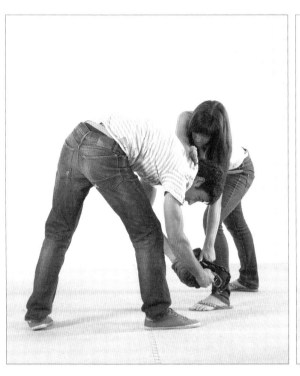

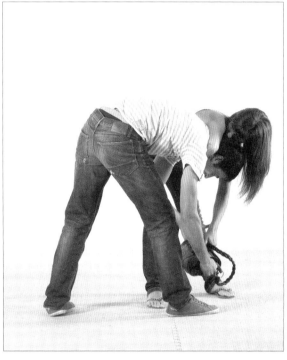

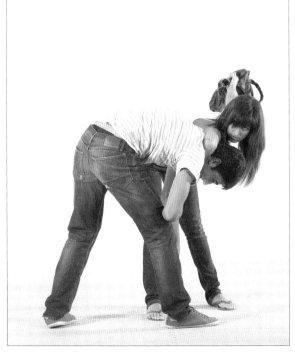

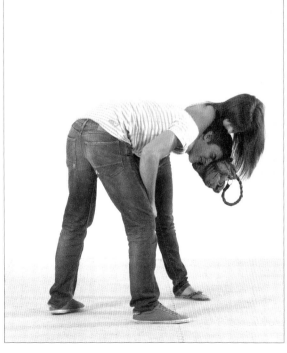

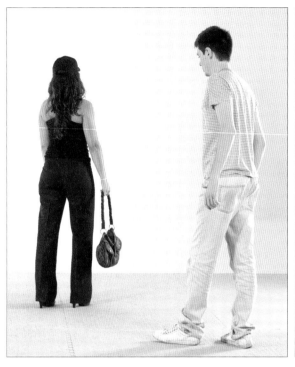

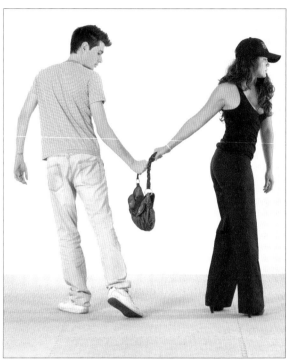

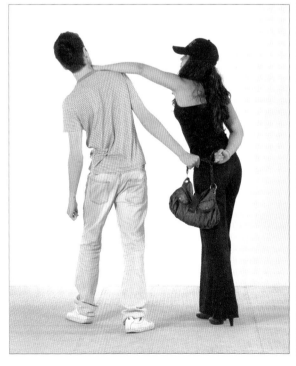

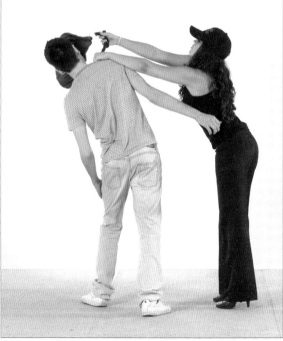

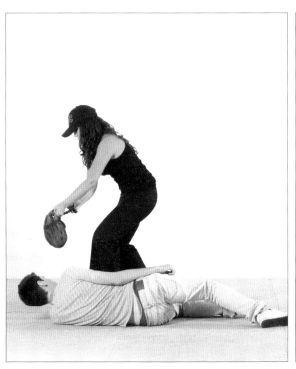

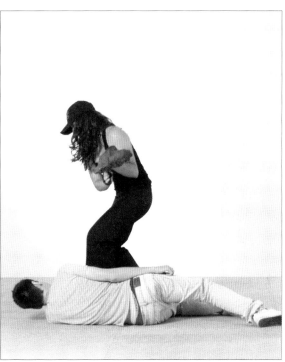

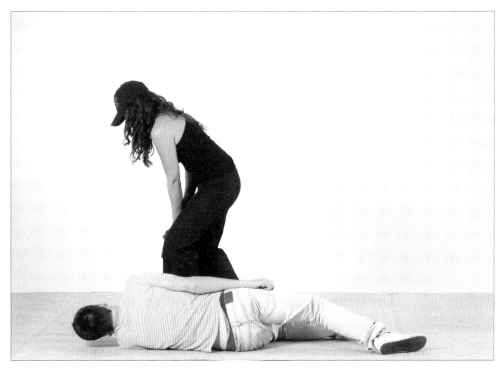

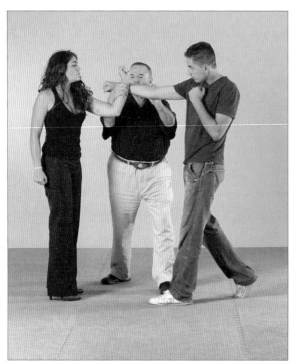

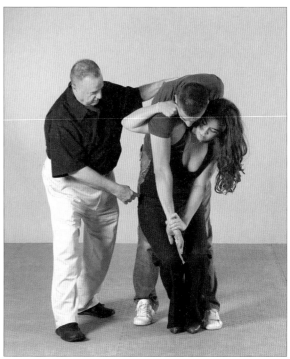

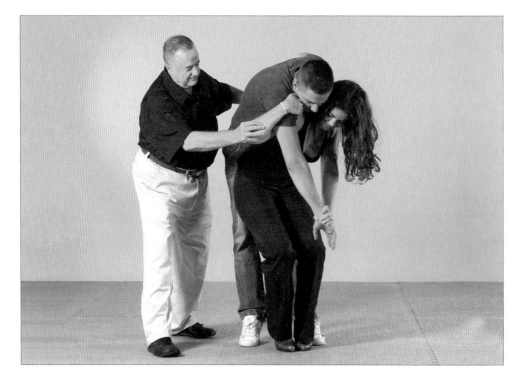

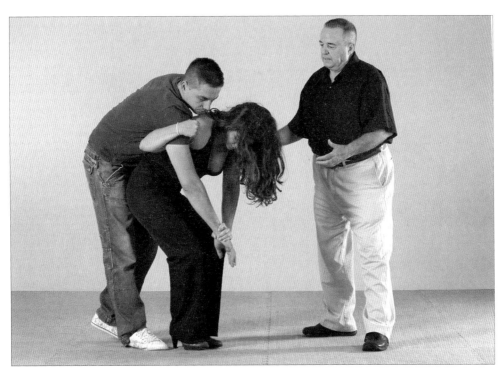

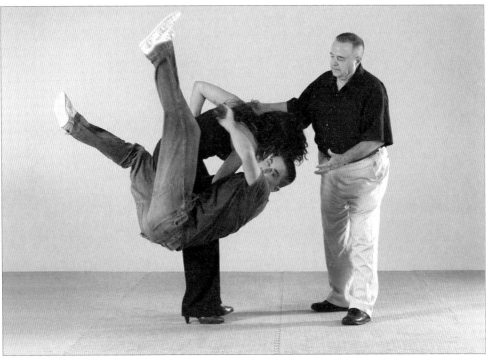

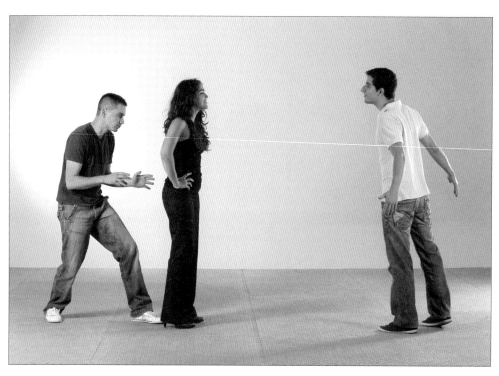

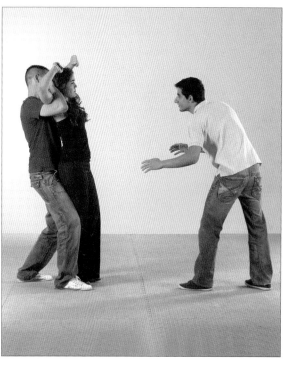

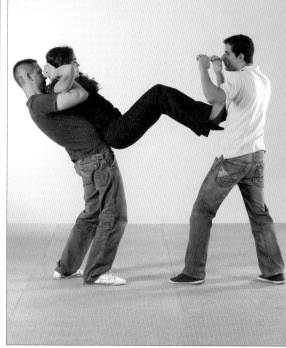

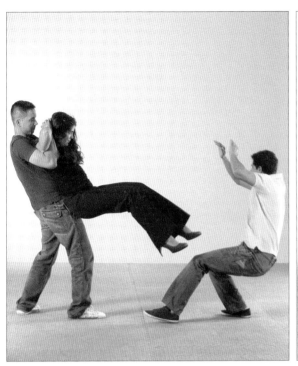

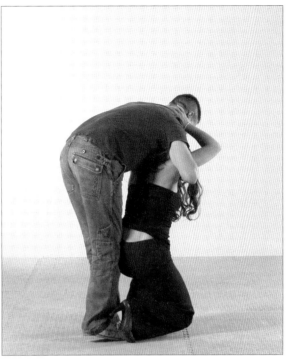

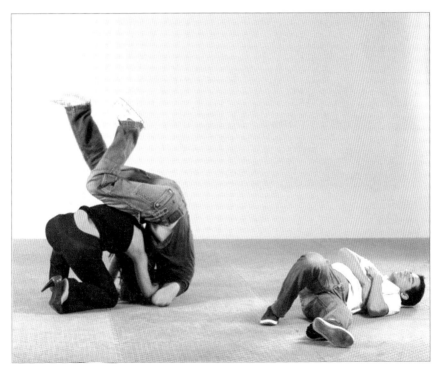

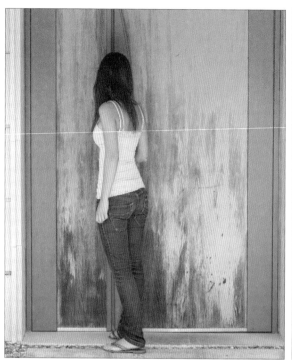

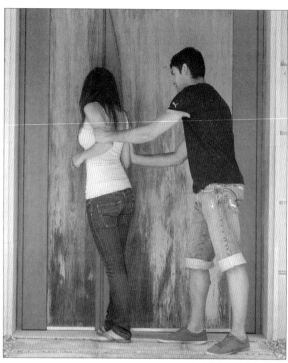

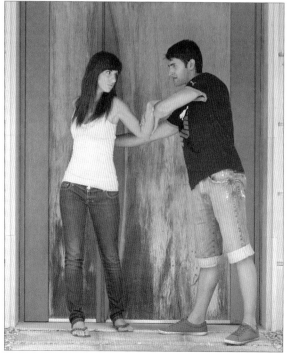

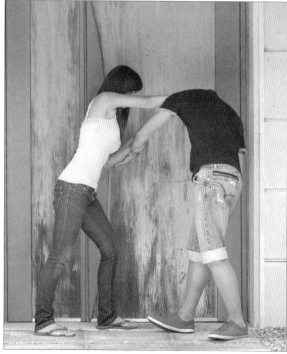

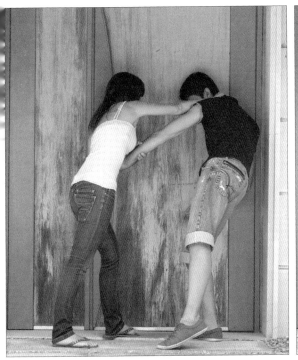

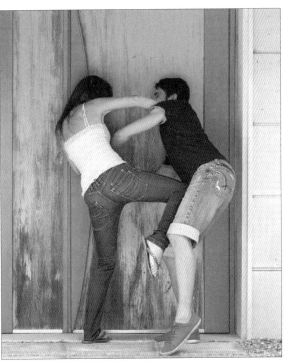

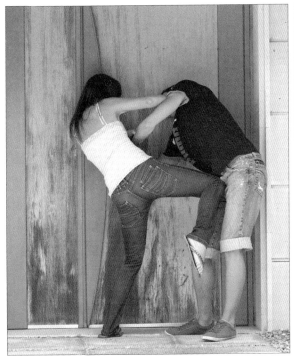

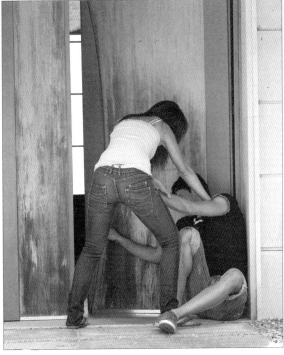

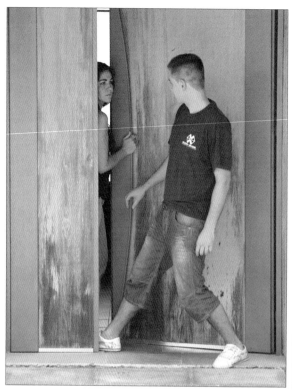

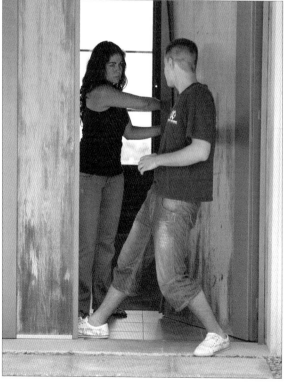

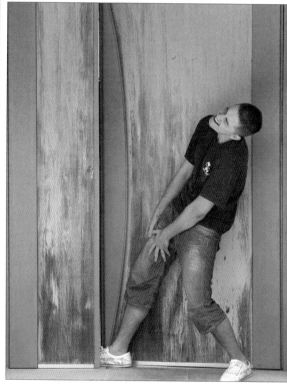

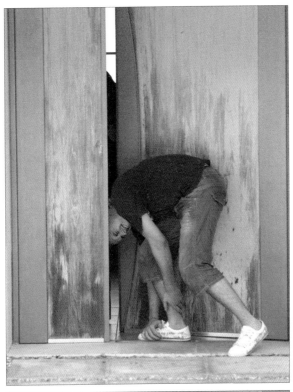

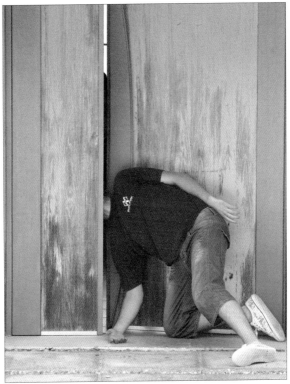

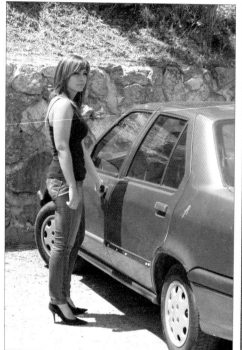

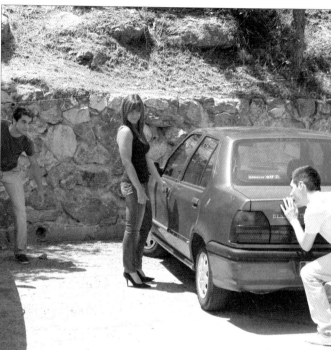

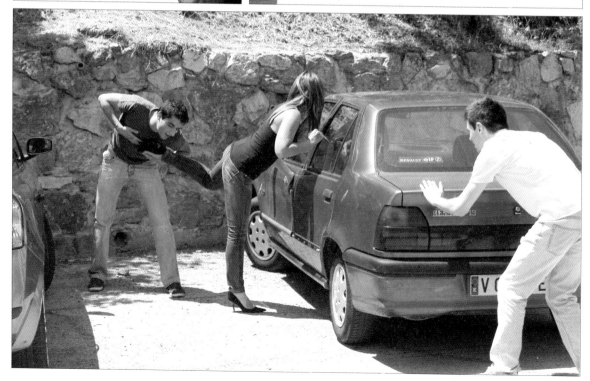

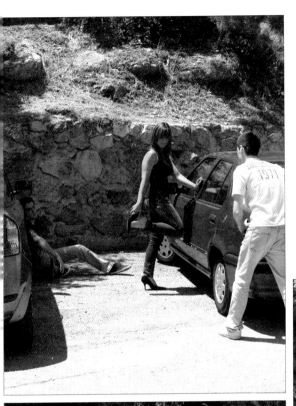

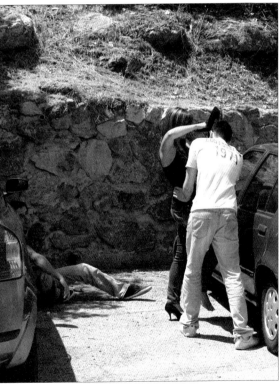

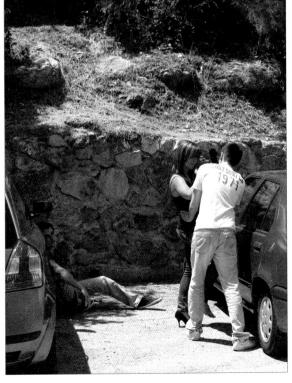

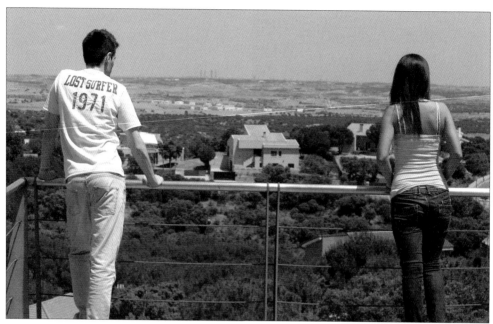

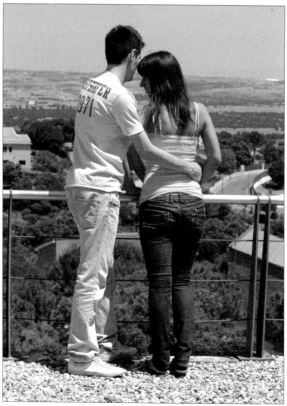

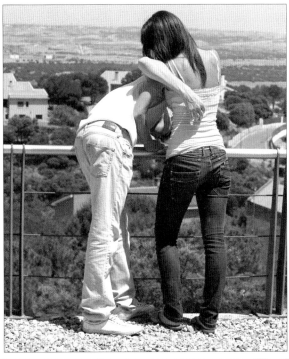

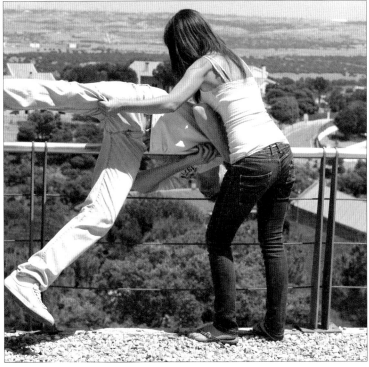

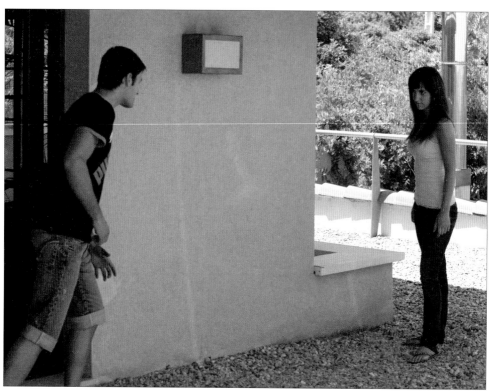

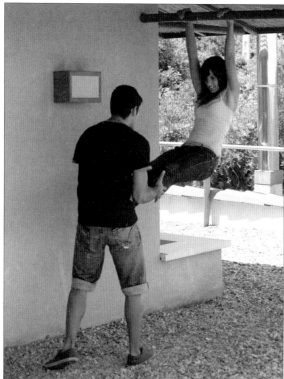

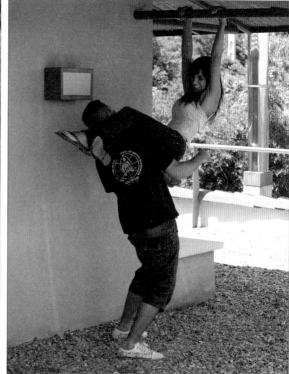

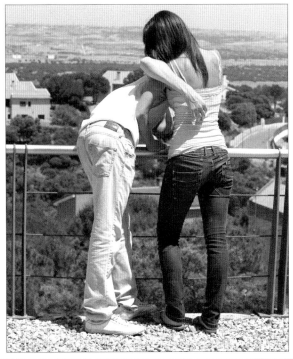

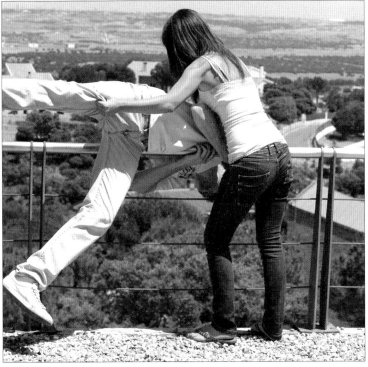

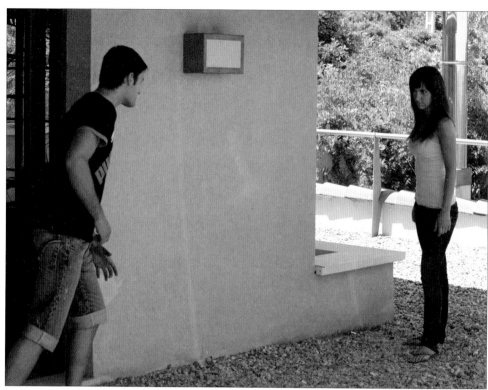

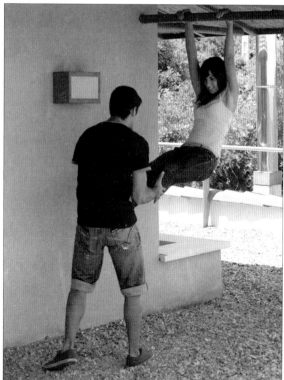

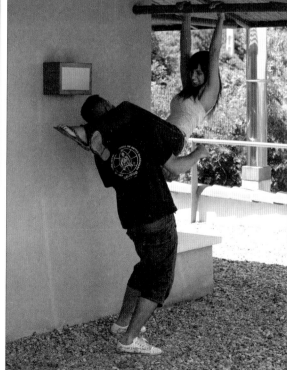

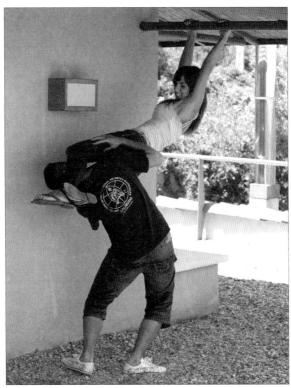

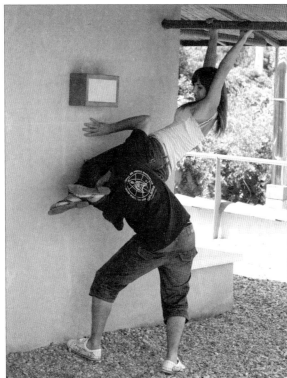

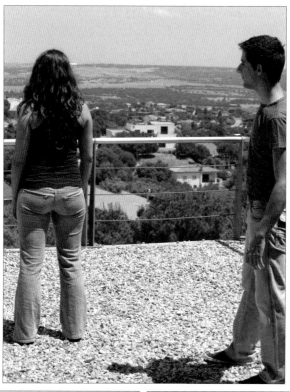

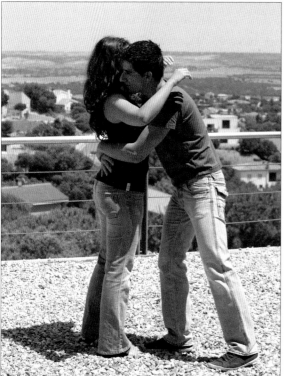

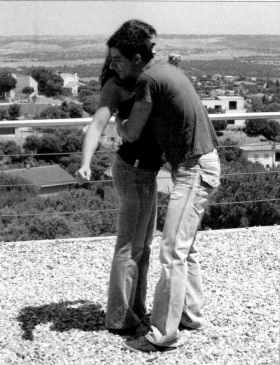

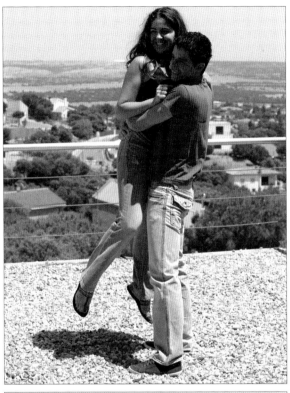

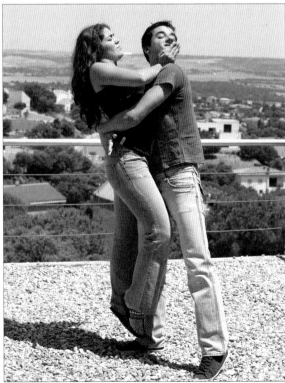